U0388691

[美] 刘新宪

著

哀伤疗愈

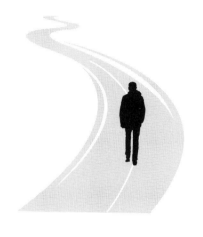

GRIEF
HEALING

中国人民大学出版社
·北京·

序言
Preface

2019 年 10 月，就在我和王建平教授合著的《哀伤理论与实务：丧子家庭心理疗愈》一书出版后不久，我的一位多年故友王计生，上海市福寿园 CEO 和我微信联系。在交谈中，我了解到，王先生在殡葬行业从业多年，他无数次亲眼看到丧亲者失去亲人后的那种令人揪心的悲恸，并为他们深深地感到难过。他一直在考虑，殡葬行业除了为丧亲者提供一块安静的墓地、一个美丽的墓园、一场温馨的葬礼、一份入土为安的慰藉之外，是否还能为他们提供更多的人文关怀和心理服务，来更好地抚慰他们的哀伤。

他的想法和我一直在思考的问题几乎是同样的，他和我真是心有灵犀、一拍即合。

我国每年有近一千万新增丧亲家庭，约 10% 的丧亲者可能从正常哀伤转变为病理性哀伤，并严重影响了他们的学习、生活和工作，甚至导致早逝。

世界卫生组织（WHO）于 2018 年 6 月将病理性哀伤从抑郁症类别中分离出来，并为其定名为"延长哀伤障碍"。认识哀伤将有助于无数丧亲者挣脱哀伤的泥淖，提升精神健康水平。

关注和提升民众的心理健康也成为新时代中国特色社会主义建设的重要内容。十九大报告明确提出：加强社会心理服务体系建设，培育自尊自信、理性平和、积极向上的社会心态。

我国的哀伤研究与干预尚处在起步阶段，相关信息十分缺乏，与国外大众化的哀伤科普水平的差距还十分显著，而哀伤科普恰恰是哀伤疗愈至关重要的一环。

在谈话中，我们很快就形成了一个共识，携起手来先从哀伤科普教育入手，推动哀伤疗愈知识的普及。这无论对丧亲者还是关怀者而言都会有所裨益。

于是我决定撰写一本通俗易懂的、大众化的哀伤科普书，为丧亲者提供专业的服务及有效的帮助。

失去挚爱的亲人是人生的一种巨大丧失并会引发哀伤。哀伤是人类的一种古老且深邃的痛苦情感。无论是儒家或佛教都把哀伤排在人的七情中的第三位。人为什么会哀伤？哀伤是一种病吗？哀伤的风险是什么？哀伤是抑郁症吗？如何缓解哀伤？如何帮助哀伤者？古往今来，这些问题总会不断地呈现在人们的面前。

本书从科普的角度，用高度浓缩又通俗易懂的语言向读者介绍哀伤疗愈的基础知识，它融汇了近代西方主流的哀伤研究与干预的成果并将其本土化。本书共分三部分：第一部分，认识哀伤；第二部分，应对哀伤；第三部分，抚慰哀伤。

第一部分，认识哀伤。侧重科普有关哀伤的基本常识，如哀伤反应是什么，哀伤是不是抑郁症，哀伤会不会致病，男女哀伤反应的不同等。第二部分，应对哀伤。侧重科普如何应对和纾缓哀伤，包括纾缓哀伤反应中常见的愤怒、愧疚、孤独等，以及如何应对突发性的创伤性哀伤，从而使读者了解应对哀伤的技巧，并能在创伤中成长。第三部分，抚慰哀伤。注重介绍关怀者该做和不该做的事，预防"同情疲劳"，避免提供错误的哀伤理论并误导关怀对象等。本书还提供了哀伤评估量表，这对哀伤者和关怀者都是有益的工具。

我衷心希望这本书能有助于读者进一步认识哀伤，认识每个人在生命中迟早都会经历的艰难历程，并学习和了解有助于哀伤疗愈的方法，从而使我们能帮助自己及他人从哀伤之痛中坚定地站立起来，并提升自己对生命意义的理解和对生命的珍惜。

在撰写此书的过程中，我得到了很多朋友的帮助和鼓励，尤其是王计生先生、伊华女士及福寿园团队。在此，我向他们致以由衷的感谢。

我向当代国际著名的几位哀伤研究学者深表感谢，他们热情地为本书提供了有价值的测量工具、图表及论文。他们是：双程论模型理论（duel process model，DPM）的创建者玛格丽特·施特勒贝（Margaret Stroebe）博士、编制了目前世界上最通用的哀伤测量工具的霍莉·普瑞哥森（Holly Prigerson）博士等。感谢施特勒贝博士为本书写下的推荐语。

我向众多学者的支持和帮助深表谢意。感谢王建平教授提出很多宝贵意见以及为本书写下的推荐语。感谢陆晓娅老师以及其他很多老师和朋友们的帮助和支持。

我向中国人民大学出版社深表感谢，尤其感谢张宏学编辑的支持和帮助。

最后欢迎读者提出您宝贵的意见和建议，我会认真记录下来，再版时改进。我的邮箱地址：benliu213@gmail.com。

刘新宪

2020 年 4 月 30 日

目
Contents
录

第一部分
认识哀伤

第二部分

应对哀伤

第三部分

抚慰哀伤

第一部分

认识哀伤

哀伤并不意味着软弱，更不是缺乏信念，它是我们每个人在自己的生命中必须要学习、体验和完成的功课。

人为什么会哀伤？

心理学家说，哀伤是爱的一种形式。也有人说，哀伤是爱的代价。爱与哀伤如同生与死一样，相依而共存，亦如一枚硬币的正反两面，没有爱就不可能有哀伤，同理，没有哀伤就不可能有爱。

丧失与哀伤

哀伤与丧失有关。

当人丧失了挚爱的亲人，哀伤是一种自然而复杂的反应。

还有一种丧失与死亡无关，比如失恋、失去了所爱的工作、失去了所爱的生活环境，或者儿童失去了所爱的玩具等。这种与死亡无关的丧失，通常被称为"象征性丧失"。这类丧失也会产生痛苦的反应，但它和丧亲哀伤还是有一定差别的。我们会在后面有更系统的介绍。

在哀伤研究与干预中，心理学界比较多地关注丧失了挚爱亲人的哀伤。这也是本书要讨论的重点。

心理学的解释

英国著名心理学家约翰·鲍尔比（John Bowlby）对依恋曾做过深入研究，他的研究成果为人类理解哀伤打开了一扇科学的大门。他揭示了以下几个核心要点。

1. 对与亲人的亲密依恋关系也就是爱的需求，从婴儿一来到这个世界上就已经有了，这是人类的一种生存本能。比如婴儿需要爱，需要有人关怀照顾才能生存下来，否则他连抬起头吸奶的力气都没有，他需要母亲把他抱入怀里才能吸奶。他在母亲温柔的声音和催眠曲中得到安全感和喜悦感。这种伴随人类生命诞生的依恋关系是人类的天性和人类得以生存下来的前提。

2. 当出生 6 个月的婴儿和母亲分离，他会有焦虑感，会不停地寻找母亲。这种焦虑感会随着分离时间的延长而增加。

3. 如果出生 18 个月的婴儿发现自己永远地失去了母亲，他会从焦虑转变成哀伤，并出现哀伤反应，比如饮食、睡眠规律紊乱，尿床等。

4. 而当母亲失去了孩子，和孩子的依恋关系中断了，同样也会有焦虑和哀伤，并出现哀伤反应，她会尽一切努力去寻找和维系这种依恋关系，即使是在想象和思念中。

心理学所说的这种"依恋"就是我们常说的"爱"。这个理论后来在大量的实证研究中获得了广泛的证实。其实何止是人类，大量科学研究证明，很多动物，尤其是灵长类动物也具有同样的爱和哀伤的天性。

哀伤是爱

爱给人带来安全感、喜乐、希望和生命意义。爱是人性良善、正义和责任感的源泉。无论人的社会地位、能力水平、经济条件、生活状况、生命经历有多么不同，这种宝贵天性都不会消失。正是因为具有这种崇高的天性，人类社会才有可能在经历过无数次浩劫之后，依然能够得以繁衍到今天。

死亡可以夺走我们所爱的人的生命，但它不会夺走我们的爱，因为它扎根在我们的生命里，流淌在我们的血液中，它一刻都不会消失。鲍尔比称它是"先天性编程于大脑"的一种天性。爱包含着付出与收获，无论是付出还是收获，它都能使人感到喜悦、温暖、安全、自信和自尊。当我们失去了所爱的依恋对象时，当日常生活中的爱的互动性被死亡摧毁后，正常的依恋关系就被破坏了，哀伤的出现不可避免。

然而失去挚爱的人，往往会使爱变得更强烈更深沉。也正因此，我们才会感到深深的哀伤。哀伤不是人的无能，不是软弱，相反，它是人类的正常情感，它是爱，它是生命甘泉中流淌出来的泪。您不用为自己的哀伤反应和痛苦感到羞愧和不安。哀伤只是证明您是一个有情有爱的人。

哀伤只能经历。这种经历有时候犹如赤脚从炭火上踏过，即便如此，人们却不能躲过或绕过它。走过哀伤之路是每个人一生都不可能避免的。

如果有人把哀伤看成是负面情绪，那是因为他还没有失去刻骨铭心之爱的经历。他会在以后那堂迟早都会到来的人生之课中学到最深刻的爱是什么，哀伤是什么。

——— 关键语 ———

哀伤是爱，爱是人的天性，也正因为有爱，您可以哀伤，您也应该哀伤。

请小心呵护您的爱和哀伤，并在爱和哀伤中去经历、感受、思考和成长。

为什么告别仪式极为重要？

西方有句谚语："当无法用语言表达时，请举行仪式。"

仪式是象征性的活动，它帮助我们表达对生命中最重要事件的最深刻的想法和感受。葬礼是一种公共的、传统的和象征性的仪式，我们通过它来表达对所爱的逝者的思念和自己的哀伤。葬礼可以帮助我们认识死亡的真实性，并为逝者的生命作见证。

葬礼是丧亲者哀悼的重要组成部分，丧亲者可以从中获得他人的支持、理解、爱和同情，这会有助于他们在未来的哀伤之旅中去健康地应对丧亲之痛，并去寻找和建立新的生活意义。

葬礼有助于哀伤疗愈

美国哀伤学者及教育家沃佛尔特（Alan D. Wolfelt）博士认为，

办好丧葬对丧亲者有六方面的积极作用：

1. 面对死亡的现实。葬礼让我们面对和直视死亡的真实性。而面对和直视死亡恰恰是哀伤疗愈的第一步。

2. 宣泄痛苦情绪。在葬礼上，无论是丧亲者或是送行者，都会体会到丧亲之痛。葬礼可能是唯一的时间和地点，丧亲者可以无须克制地当众宣泄自己的哀伤情感，并被社会和他人所理解和接受。充分表达自己的痛苦感受，这对哀伤疗愈是有益的。

3. 记住逝者。在哀伤疗愈中，我们必须将与逝者的依恋关系从充满活力的互动关系转移到自己的记忆中。好的葬礼帮助我们开启这种转变，因为它为我们提供了一个自然的时间和地点，让我们回忆和思考我们与逝者曾经共度的时光。在葬礼中，丧亲者还可以从旁人那里得知关于逝者生前的故事，使回忆更加丰满。此外，从葬礼上分享得到的很多美好的故事和回忆，有益于证实我们对逝者价值的肯定，使我们感到自己的哀伤以及对逝者的怀念是正常的，不仅不会过度压抑和掩盖自己的哀伤，反而能更好地重新安置逝者在我们心中的位置，这对以后的哀伤疗愈是有帮助的。

4. 建立新的自我身份认知。人具有社会属性，每个人在社会和家庭中也具有特定的身份。他不仅只是"他"，还可以是儿子、兄弟、丈夫、父亲或朋友。当自己的亲人去世时，葬礼有助于丧亲者建立新的自我身份认知。参加葬礼的人实际上也在向丧亲者表达这样一个信息："我们看到您的身份变了，但我们希望您知道我们仍然关爱您。"

5. 寻找意义。我的亲人为什么会离去？如果要从哀伤中前行，人们必须考虑这个问题。葬礼强化了人们关于死亡的认识，即它是生命过程中不可避免的一个环节，而且它有时是随机的。与此同时，葬礼帮助人们思考生命的意义，帮助人们寻找逝者以及我们自身的生命意义，并学会珍惜生命。我们参加的每次葬礼都是我们自己生命终点的一次彩排。

6. 寻求和提供帮助。葬礼也是一种社会支持活动，它不仅可以让丧亲者寻求社会和他人的支持，也是送葬者对丧亲者表达关怀和支持的一种方式。在葬礼上人们可以自然地表达安慰之情，一个拥抱、一个握手，也许可以表达出很多语言所无法表达的情感和安慰。通过参加葬礼，我们让丧亲者知道他们并不孤独。

葬礼可以让人们向逝者做一次真正的道谢、道歉或道别。

缺席自己挚爱的人的葬礼，往往会使丧亲者留下终身的遗憾。即使是儿童，成人也要征询他们的意见，问其是否愿意去参加葬礼，并充分尊重他们的想法。

仪式的多元化

在今天的社会中，丧葬仪式呈现出极大的多元化。传统的"入土为安"葬礼依然是一种主要的形式。此外还有其他一些形式，比如海葬或河葬，即将骨灰撒入大海或河流中，也有人采用树葬，即将骨灰埋入大树底下。

还有就是网上悼念。丧亲者及亲友或公众通过网上悼念可以在任何地方向逝者来表达自己的哀思和怀念。

请记住，葬礼的结束只是开启了一个挚爱已逝的"陌生世界"的大门，哀伤的历程将在那扇大门打开之后向远处延伸。请采用不同的悼念仪式来缅怀您所爱的人。无论是去墓地扫墓，还是网上悼念或其他方法，只要能疏解您的哀伤，那就都值得采用。

—— 关键语 ——

不管采用什么方式，丧亲者对自己逝去的亲人所选择的悼念仪式并无对错之分，都需要受到尊重，只有丧亲者自己才知道，怎样做才能最好地缅怀逝者以及安抚自己的哀伤之痛。

哀伤反应有哪些表现？

失去所爱的人，人们内心的哀伤会以不同方式表现出来。哀伤反应是哀伤的自然流露。有的人哀伤反应强烈，有的人不强烈；有的人明显和外露，有的人隐蔽和内敛。对很多人来说，哀伤反应尽管极为痛苦，但它其实是属于健康的人性的正常流露，不用为之不安。

哀伤反应通常会从情感、认知、行为、生理和精神五个方面表现出来。

哀伤的五种反应

情感反应

1. 无尽的思念。"我无时无刻不在想念着他。"

2. 被巨大的悲伤笼罩。"悲伤就像我的倒影，与我寸步不离。"

3. 愤怒。"心里有一团无名怒火不停地在燃烧。"

4. 孤独，觉得没人可以理解自己，包括最亲密的朋友，甚至自己的家人。

5. 焦虑，心中的焦虑情绪难以排解。

6. 抑郁，对生活和工作毫无兴趣，无法感受到生活中的任何喜乐。

认知方面

1. 对世界和生活失去安全感。

2. 对社会、对人失去信任，包括自己的朋友、家人，并有强烈的无助感。

3. 自我谴责及负罪感，责怪自己没尽到责任。

4. 难以言状的自卑和羞耻感。

5. 拒绝接受亲人死亡的现实。把自己和真实的现实生活隔绝开来。认为逝者依然还活着。有的人虽然理性上接受死亡现实，但在内心深处依然不承认。

6. 哀伤沉思，沉浸在"如果……那么"之中，或为丧亲悲剧寻求不客观的解释。

7. 不公平感，觉得世界不公。

8. 自杀倾向，这在一些巨大的突发创伤性丧亲事件中易发生。

行为反应

1. 泪流不止。

2. 思维反应迟钝、麻木，仿佛生活在梦中。

3. 注意力难以集中，胡思乱想。

4. 常规的生活和工作能力下降，严重者不去工作或不做家务。

5. 与社会脱离，自我封闭。

6. 对逝者遗物寸步不离或极度回避逝者的遗物。

7. 行为容易冲动和唐突。

8. 专注于寻找并接触和自己有相似经历的人。

9. 有关逝者的思维或画面自动闯入脑海，甚至不时会听到逝者说话。

生理反应

1. 睡眠及肠胃功能紊乱。

2. 免疫系统功能下降。

3. 出现或加重心血管疾病。

4. 思维及行为反应迟钝。

精神反应

1. 对过去的信仰产生动摇或否定。

2. 寻找新的信仰和精神寄托。

丧亲者出现不同的哀伤反应是正常的，其强烈程度和表现方式会因人、因事、因时、因社会风俗各不相同。

丧亲初期，也被称为急性哀伤期，如果您有以上一种或多种哀伤反应，都是自然和正常的。无论是丧亲者还是关怀者，请不要对此感到意外。丧亲者更不要压抑自己的哀伤。哀伤需要宣泄和疏导而不是抑制，这是在哀伤中重建生命的一个重要部分。

在 2020 年新冠病毒肆虐时，战斗在武汉战"疫"第一线的湖北省心理咨询师协会会长肖劲松老师说："哀伤是我们的权利，哀伤是治愈心理创伤的一种情绪宣泄，我们要痛哭，要发泄情绪。一定要学会把人的正常情感，哪怕我们觉得是负面的情感表达出来，实际上它都是有意义的。"

———— 关键语 ————

有人说，眼泪是说不出的哀伤。其实还有很多其他的哀伤反应在用不同的方式向人们表达说不出的哀伤。当语言在哀伤面前是苍白的时候，请用您觉得最适合您的方式来宣泄您的哀伤。

丧亲哀伤会成为疾病吗?

　　我国有一个成语"积忧成疾",形容因积年累月忧思过度而酿成疾病。其实哀伤也一样,长期的极度哀伤也会出现"积哀成疾",使人的学习、生活、工作、社交等功能受到损伤,使人对生活的幸福感降低。心理学家称这种哀伤状态为"病理性哀伤"。

　　2018 年 6 月世界卫生组织发布了《国际疾病分类(第 11 版)》(简称 ICD-11)。ICD-11 把由哀伤引发的病理性哀伤确定为一种独立的精神障碍,并称其为"延长哀伤障碍"。下面是 ICD-11 为"延长哀伤障碍"诊断所提出的指导性建议。

延长哀伤障碍诊断

　　1. 挚爱的人逝去。

2. 持久且弥漫心灵的强烈哀伤伴随着下列特征：

- 无比强烈地思念逝者。

- 持续不断地关注与逝者相关的各种事情。

3. 同时伴随着剧烈的情感痛苦以及出现不同的哀伤反应，
比如：

- 感到悲哀。

- 有负罪感。

- 有愤怒情绪。

- 拒绝承认事实。

- 指责他人。

- 难以接受死亡事件。

- 感到失去了自己生命的一部分。

- 无法体会到积极的情绪。

- 出现情感麻木。

- 很难参与社会交往和社会活动。

4. 哀伤反应和哀伤方式违背了当地的文化习俗或宗教传统。

5. 因为极度哀伤，个人生活、家庭生活、社会关系、学习、工
作及其他重要方面的功能受损。

6. 丧亲事件发生至少 6 个月以上。

丧亲者如果长期地深陷于哀伤中，就要警惕自己是否罹患了"延长哀伤障碍"。延长哀伤障碍会使人的心理和生理受到损伤。哀伤容易引发失眠、胃肠道疾病、免疫系统疾病，尤其是心脏疾病和癌症。

上面的诊断指导可以帮助丧亲者更好地了解自己，但最终的诊断还是要有专业精神医师的参与。

如果您自己或关怀者发现有延长哀伤障碍的症状，请及时联系专业医生做专业诊断。延长哀伤障碍是可以治疗的，越早治疗越有利于康复。

当然我们更需要关注的是预防，而了解哀伤的科普知识是我们预防延长哀伤障碍的重要方法之一。

—————— 关键语 ——————

哀伤可以致病，"知病"有助治病。养生可以健身，养心可以健心。

如何适应丧亲后的变化？

当代著名哀伤学者、心理学家、复杂性哀伤治疗开发者玛格丽特·希尔（Margaret Shear）博士在一次演说中谈道：

人们时常想象丧亲哀伤仿佛是一次旅行的开始，然而哀伤并不是一个有归程的旅行。我们不可能在经历过一段哀伤的日子之后走上返程，重新回到过去的生活中去。相反，哀伤是一个新的家园，是生者的永居之地，生者要在那里重新界定他们的生活。生命因为重大的丧失而永远改变。即使哀伤没有终止，但生活的意义却依然可以重建，并让人感到丰盛和满足。尽管我们在丧亲后如何改变自己的生活各不相同，如同我们丧失的亲人也各不相同，但重燃对生活的热情是丧亲者的一种本能追求。

整合性哀伤

　　丧失亲人后，人们需要从急性哀伤中逐渐调整自己，适应丧失的现实，这包括接受自己的丧失，重新安置好逝者在自己心中的位置，重建生命的意义，适应那个逝者已逝的"陌生"世界，让丧亲的哀伤和健康的怀念"和平共处"，让过去和未来有健康的联结。经过一系列的适应和调整之后，丧亲者的哀伤，被心理学称为"整合性哀伤"。整合性哀伤是指丧亲者能把哀伤健康地整合进自己的生活，能够适应挚爱已逝的生活常态，能够感受到生命的活力依然存在，并能带着爱、哀伤、怀念、喜乐、自信，身心健康地生活下去。

　　正常哀伤过程就是从"急性哀伤"通过适应过程转变为"整合性哀伤"，如下图所示。

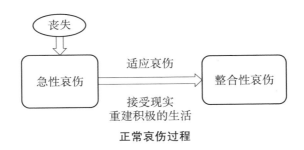

正常哀伤过程

　　适应有两种方法：一种是在无数次经验中习惯了一切以前不习惯的东西；另一种则是改变对外认知和调整内在的感受。哀伤疗愈的任务就是要帮助丧亲者用积极健康的方法，通过适当的适应过程，尽快地从急性哀伤进入健康的整合性哀伤。

延长哀伤障碍

近代哀伤研究显示，有约 10％的丧亲者会一直深陷在哀伤的剧痛之中，或不时被哀伤剧痛击倒而难以站立。久而久之，他们会从"急性哀伤"转变成"延长哀伤障碍"，身心都会受到难以复原的巨大损伤。

为什么有的人可以从"急性哀伤"通过一段时间的适应过程转变为健康的"整合性哀伤"，而有的人会转变为"延长哀伤障碍"？关于后者，希尔博士认为，罹患延长哀伤障碍的主要原因是，丧亲者在由急性哀伤向整合性哀伤过渡时，需要经历一个适应的过程，当这个适应过程受到了阻碍，那么向整合性哀伤的过渡就无法完成，久而久之，就会转变为延长哀伤障碍，如下图所示。

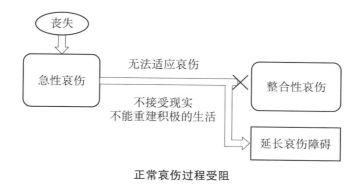

正常哀伤过程受阻

　　导致适应过程受阻的因素有很多，这些因素也被称为延长哀伤障碍的风险因素。丧亲者和社会的合力可以帮助我们降低风险，并预防延长哀伤障碍的出现。

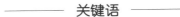

关键语

　　丧亲哀伤就像一道双向门，您可能打开一扇通向健康之路的大门，也可能打开一扇通向哀伤幽谷之门。而"适应"则是唯一能打开通向健康之路大门的钥匙。

哪些风险因素可能使哀伤致病？

在失去挚爱以后，人们往往会在一段时间内经历难以承受的"急性哀伤"剧痛，这段时间可能是几周、几个月、数年或更久。越是长久地沉浸于哀伤剧痛中，罹患延长哀伤障碍的风险就越大。而延长哀伤障碍的风险不是孤立的，它与丧亲者自身内在因素有关，也与外在因素有关。

外在风险因素

1. 丧亲者与逝者的关系。通常彼此依恋越强，出现延长哀伤障碍的可能性越大。所以，失去子女的父母或失去父母的儿童及青少年是罹患延长哀伤障碍的"高危人群"。尤其是失独父母，他们罹患延长哀伤障碍的风险要高于任何其他丧亲群体。

2. 配偶关系。原来婚姻基础不好，或丧亲后互相指责。

3. 死亡原因。逝者死于突发或特殊事件，如车祸、被谋杀、自杀、灾难、工伤事故等，或一些易受社会歧视的死亡原因（如艾滋病、吸毒）。

4. 社会支持系统。丧亲者受到亲友和当地社会习俗孤立、排斥和歧视，或不能得到适当的社会支持与援助。

5. 缺乏基本的哀伤疗愈心理自救的科普信息来源。

内在风险因素

1. 基因。人类基因遗传包括抗压能力，它直接影响大脑的组织结构、运作机制及对压力的承受能力。

2. 生活经历。儿童时期受过伤害，或者过去有过精神障碍问题，如抑郁症。

3. 连续性创伤。如果创伤性的打击接踵而来，比如连续发生丧亲事件，或丧亲后身体健康、生活质量及生活环境水平显著下降等。

4. 文化教育程度。文化教育程度偏低的人群比文化教育程度高的人群会更易出现延长哀伤障碍。

5. 性别。女性比男性更容易罹患延长哀伤障碍。

6. 价值观。有些丧亲者把逝者视为自己生命意义的全部，那么逝者离去往往会引发延长哀伤障碍。

7. 个性、心理承受力及思维方式。个性内向自闭、多愁善感，过于敏感或思考问题视角狭窄等更容易引发延长哀伤障碍。

8. 信仰。信仰有时能帮助人们调整思维方式，从而可以使人相对容易接受丧失和减少延长哀伤障碍的风险。

9. 健康及年龄。原来健康状况不好或老年人更易出现延长哀伤障碍。

10. 应对方式不当，主要表现如下：

● 回避面对现实：不去面对丧亲的现实以及回避哀伤感受。

● "哀伤沉思"：一味沉湎于思考或回忆与丧亲事件有关的事情，或类似于"钻牛角尖"式的冥思苦想。

● 意义理解：丧亲者如果无法理解丧亲事件或无法从丧失中寻得有助于哀伤平复的积极因素，则容易罹患延长哀伤障碍。

综上所述，延长哀伤障碍并不是某个单一因素导致的结果，而是众多风险因素的"合成效应"。通过对哀伤风险因素的了解，丧亲者可以考虑一下自己罹患延长哀伤障碍的风险程度，并有针对性地做好自己能做的事情，从而降低和减少这些风险因素的影响。

关怀者同样也要对这些风险因素加以了解和评估，才能更有效地帮助丧亲者在创伤中成长。

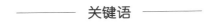

关键语

压垮骆驼的并不是最后加上去的那根稻草，而是层层负荷的叠加超过了承受力的临界点。了解和评估哀伤风险需要采用综合的视角。

哀伤是不是抑郁症？

人们在失去挚爱的亲人之后，往往会沉浸在哀伤中。他们失去了往日的笑容，失去了往日对很多事情的兴趣和爱好，情绪消沉。所以别人就会以为他们得了抑郁症。哀伤反应是由哀伤引发的病理性哀伤，又称"延长哀伤障碍"，确实有很多地方和抑郁症相似，所以这往往会给人们造成一种误解。精神科医生长期以来往往会把延长哀伤障碍甚至正常的哀伤反应作为抑郁症来治疗，并让有哀伤反应的丧亲者服用抗抑郁药物。可是事实上，抗抑郁药物在抑郁症患者身上有效，但对很多深陷哀伤的丧亲者不仅没有任何效果，反而会导致其脑神经系统受到损伤。

随着科学心理学和精神疾病研究的发展，科学家不断深入探讨哀伤和抑郁症到底是不是两种可以画等号的精神疾病。最终，学者们发现哀伤和抑郁症之间有很多不同之处，如下表所示。

哀伤和抑郁症的主要区别

哀伤	抑郁症
对逝者极度的思念是最主要特征	没什么好思念的，一切都是没意义的
哀伤的抑郁情绪是因为对逝者的思念或回忆所致	抑郁情绪无关乎某个特定人或事物
哀伤的痛苦上下起伏，并且随时间流逝，哀伤剧痛的起伏会逐渐分散和减缓	痛苦情绪会没有波澜地持续延伸，如同一潭死水
丧亲者在哀伤中往往依然保留着自尊	感到失去了自尊和自我价值，出现自我厌恶
能够与为他们提供安慰的家人及朋友保持日常和情感方面的联系	退出与他人的联系，并很难从安慰中得到帮助
丧亲者在哀伤中会沉浸在关于逝者的回忆里，并偶尔会有类似于愉悦的感觉	自我指责，思维是消极和绝望的；感受不到喜悦
抗抑郁药对延长哀伤障碍无效	抗抑郁药对抑郁症有效

　　通过上表我们可以看到哀伤和抑郁症确实不同。所以千万不要把因丧亲而致的哀伤看成抑郁症，更不要随意去吃抗抑郁药，除非您真的有抑郁症。事实上有不少延长哀伤障碍患者，可能会出现抑郁症、创伤后应激障碍或焦虑症等共病，尤其是过去得过抑郁症的人在经历重大丧亲打击后，更容易复发抑郁症。如果这些精神疾病同时发生在一个人身上，那么就有必要采取抗抑郁症的心理或药物

治疗。但是我们要特别注重预防和处理哀伤这个引发其他疾病的根本病源。

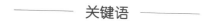

关键语

哀伤是一种心病，心病还需心药医。哀伤不等于抑郁症，不要滥用抗抑郁症药物。

哀伤是不是创伤后应激障碍?

丧亲打击不仅可能引发延长哀伤障碍和抑郁症,还可能引发创伤后应激障碍(PTSD)。比如在汶川地震或新冠肺炎疫情中的一些丧亲事件,它们的突发性和冲击性给一些丧亲者造成强烈的心理创伤。如果对这些心理创伤缺乏适当的调整和干预,有些人会罹患创伤后应激障碍,他们的身心健康会受到影响,他们的学习、生活、工作功能会受到损伤。创伤后应激障碍的症状可能出现在创伤事件后的一个月以内,也可能出现在创伤事件发生一年以后。

什么是 PTSD?

丧亲之痛可能引发不同的精神障碍,包括延长哀伤障碍和PTSD。虽然两者皆来自丧亲创伤,其症状也有不少相似之处,但它们属于两种不同的精神障碍,而且医治方法也不相同。因此我们需要分辨二者的不同，从而在医治方面可以"对症下药"。

PTSD是由创伤性事件引发的精神障碍，比如突然丧失亲人，亲人在死亡时经历了巨大痛苦，或自己的生命受到威胁或虐待等，这都会使人的心灵受到创伤性打击。有些人每当想到创伤事件时，就会不由自主地感到又一次身临其境地经受了创伤性伤害，并感到极度痛苦恐惧甚至精神崩溃。他们害怕接触任何可能会勾起他们痛苦回忆的物件、环境或话题，即心理学所说的"提醒物"，他们害怕"提醒物"如同害怕梦魇，他们极度敏感和警惕。大多数经历过创伤性事件的人，在创伤事件的初期，往往难以调整和应对心理创伤，但随着时间的流逝和适当的自我调整，不适应的症状通常会逐渐缓解。如果症状加重，会持续数月甚至数年，且干扰创伤经历者的日常生活和工作。

PTSD症状通常分为五类：闯入性症状、持续性回避、持续感觉受到威胁、思维和认知的负面变化、反应敏感与过度警觉。这些症状可能随时间而变化或因人而异。

1. 闯入性（闪回）症状。关于创伤性事件的痛苦回忆经常会自发地、突如其来地在头脑里出现，使人感到重新经历了创伤事件，心理学称之为"闪回"；对与创伤事件相关的梦境或噩梦感到沮丧；遇到创伤事件的提醒物，会出现严重的痛苦情绪或身体反应。

2. 持续性回避。尽量回避思考或谈论创伤事件；回避可能会令人想起与创伤事件有关的地方、事物、活动或人。

3. 持续感觉受到威胁。持续感到创伤性事件的威胁依然存在。

4. 思维和认知的负面变化。对自己、他人或世界有负面想法；感到未来没有希望；出现记忆问题，包括不记得与创伤事件有关的重要部分；难以与他人保持密切的关系；感觉与家人和朋友有距离感；对自己曾经喜欢的活动缺乏兴趣；难以体验积极情绪；感到情绪麻木。

5. 反应敏感与过度警觉。容易受到惊吓；持续性过度警觉；睡眠障碍；注意力难以集中；烦躁，难以控制愤怒的情绪或有攻击性行为；感到巨大的内疚或羞耻感。

创伤后应激障碍症状的强度随时间而变化。一般情况下，当患者感到有压力时，或者遇到创伤经历的提醒物，可能会表现出创伤后应激障碍症状。

哀伤反应和 PTSD 的区别

有些丧亲者在哀伤剧痛期的哀伤反应似乎和创伤后应激障碍的症状相似，比如与丧亲事件相关的信息会"闯入"大脑，情绪和对生活的态度倾向于消极，对生活悲观，感到愧疚、愤怒及罹患睡眠障碍等。但它们两者之间还有很多不同之处，包括干预方法的不同，如下表所示。

哀伤反应和创伤后应激障碍的主要区别

哀伤反应	创伤后应激障碍（PTSD）
对逝者极度的思念是最主要特征	最明显的症状是恐惧和回避
对"闯入"脑海的与逝者有关的信息有时会有某种"温暖"的感觉	"闯入"脑海的有关创伤事件的信息一般是作为警告信号，是消极的，令患者体验到焦虑和恐惧，感到重新经历了一场不堪承受的创伤
往往不回避对逝者生前的记忆和图像的闯入性画面	用过度警惕的态度时刻回避创伤记忆及与之相关的信息，以避免重新经历一次创伤感受
往往不回避与逝者有关的场景和物件	用过度警惕的态度时刻回避与创伤事件有关的场景和物件
没有持续性地感受到创伤事件的威胁并受其影响	持续性地感受到创伤事件的威胁并受其影响
药物无助于改善哀伤反应	有时药物有助于改善应激障碍

虽然延长哀伤障碍已经从抑郁症中被分离出来并列为独立的精神障碍，但它往往会与其他精神疾病共病，包括抑郁症、创伤后应激障碍、焦虑症等。

由于延长哀伤障碍与其他精神障碍有很多共同的症状，人们往往容易忽略在抑郁症或其他疾病背后真正的元凶实际上是延长哀伤障碍，从而使疾病不能得到有的放矢的治疗。另外，人们也容易只注重哀伤反应而忽略了其他精神障碍的潜在危害。

相应的建议

当您觉得自己对哀伤的适应长期受干扰时，可以好好考虑一下会不会有其他精神障碍共病。必要时，请寻求专业的心理咨询师或精神科医师的帮助。如果有些药物可以帮助改善睡眠，减轻不适感，该用药时还是要用药。

请记住，延长哀伤障碍的疗愈仅仅靠药物是不够的。"心病还需心药医"，只有积极参与心理疗愈，勇敢面对和接受过去，积极投入生命意义的重建，才有可能将不可复得的过去和不可缺失的未来连接起来。

对专业人员来说，尤其需要注意的是，在急性哀伤期，不要轻易使用药物，因为其疗效甚微。但也要注意，当延长哀伤障碍与其他疾病共存，或患者有自杀倾向时，药物治疗是必须的。

认知行为疗法对延长哀伤障碍和PTSD都有较好的疗效，但具体的干预方法是不同的。当延长哀伤障碍和PTSD共病时，一般要关注具有主要影响的那种疾病。如果 PTSD 对丧亲者有明显影响，那就要先对它有适当的关注和治疗。

——————— **关键语** ———————

PTSD 对哀伤来说仿佛是一种"助燃剂"，若要平缓哀伤之痛，就要注意将"助燃剂"加以清理。

为什么每个人的哀伤如此不同？

在大雪纷飞的冬季，没有一朵雪花与别的雪花相同；在芸芸众生的世界，没有一个人的指纹与别人的指纹相同。同理，在深邃的感情世界，没有一个人的哀伤会与别人的哀伤相同。

对哀伤常见的误解

"这么长时间了，您怎么还没有走出来？"这也许是好心的朋友在为您着急，也许是人们对您有不切实际的期望。人们总是希望有一种普遍性的模式能适用于不同的丧亲者，比如哀伤的时间长度、哀伤的反应方式、哀伤的过程轨迹等。

哀伤具有极强的个性化

事实上，在经历了同样的丧亲事件后，丧亲者的哀伤反应可以是完全不同的，即使是在同一个家庭里，在同样的教育环境下成长起来的兄弟姐妹，他们在丧失共同的亲人时，哀伤反应也会是完全不同的。

有的人哀伤明显而外露，有的人无声而内忍；有的人哭泣，天天以泪洗面，有的人沉默，如冷峻的磐石；有的人拼命工作，有的人不愿起床；有的人捧着照片片刻不离，有的人不敢看照片一眼……

要知道，大声哭泣的人的哀伤未必比沉默无声的人更为深重。人们往往只能看到哀伤反应的外在形式，而无法看到哀伤在内心的裂痕到底有多深。因为那是哀伤者无法言述而只有自己才知道的感受。

所以，无论是哀伤者还是关怀者都不需要为哀伤反应设定一个规范化的模式，更不需要为哀伤的过程设定一条期望的轨道。

每个人都有权利用他/她自己的方式去哀伤，尽管这可能与别人（包括亲友）的期望不同，只要您感到能让自己的哀伤释放出来，能使自己的疼痛舒缓，并使自己和他人不受到伤害，那就请听从内心的指引，采用最适合自己的方式去经历哀伤。

尤其在急性哀伤剧痛期，您可能会听到各种各样充满爱心的忠告，每个人都想用他所理解的"最佳"哀伤方式向您提出善意的建议，并希望您"节哀"，但要知道，只有您自己真正清楚您在哀伤经历中最需要的是什么。

近代哀伤研究显示，哀伤者对善良的关怀者所提供的帮助中最不能接受的，恰恰是那些规范化的"忠告"和"期望"。

您需要清楚而明确地告诉关怀者您最需要的是什么，不需要的是什么，以及您期望从关怀者那里得到什么样的帮助。

同时，在您需要专业人员帮助时，请不要回避和拒绝。

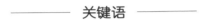

关键语

如同雪花和指纹一样，您的哀伤和哀伤过程是独一无二的。请听从自己内心的声音，而不是他人的期望。只要不影响您的健康和他人，请用您觉得最适合的方式去经历哀伤和适应丧失。

回避触碰伤口有助于哀伤疗愈吗？

趋利避害是人的一种本能，比如年幼的孩子会因做错事可能遭受惩罚而躲避父母。在生活中，很多时候，人们往往更倾向于回避问题而不是解决问题。

如何回避是关键

当丧亲哀伤给人在心理和生理上造成巨大痛苦时，有的丧亲者会选择"回避策略"，也就是让自己尽量不去接触会激发强烈哀伤情绪的事物和场景。有人把已故亲人的照片和遗物收藏起来，有人会避免听已故亲人爱听的歌曲，有人会远离曾与已故亲人经常同去的地方，有人甚至人户分离，远走他乡，去一个陌生的地方工作或生活。

"回避策略"是一把双刃剑，用不同的方法使用它会产生两种截然不同的结果。

　　有一种回避，叫"适当回避"。在丧亲初期它往往是一种健康和必要的哀伤应对方法。它可以使人不会一味沉浸在哀伤的重压下，以至于无法为自己或其他家庭成员提供最基本的生存和健康保障。哀伤会吞噬人的巨大精力和体力，有时长期深陷于哀伤的丧亲者甚至会产生轻生的念头。因此必要的回避可以给自己提供一个休息和喘息的机会，使长时间紧绷的弦有松弛的机会而不至于崩断。健康的回避还包括去做感兴趣的事，去认识新的有共同经历的朋友，去旅游，去单位工作，去做任何有益健康的事，比如运动、公益活动等。荷兰著名哀伤学者玛格丽特·施特勒贝博士认为，这种回避有时是必需的和有益的。

　　还有一种回避，叫"过度回避"。丧亲者长期不敢去触碰任何会引发自己哀伤情绪的事物，长期不去经历和体验哀伤的痛苦，长期设法回避对已故亲人的回忆。比如有人会借酒浇愁，岂不知只会是愁上更加愁。也有人采用不停工作的方式，让自己的注意力被工作全部占据，而不去面对哀伤和经历哀伤的痛苦。

　　要知道，长期回避只是把自己置身于一个虚幻的世界，仿佛丧亲事件未曾发生，仿佛世界仍是原来那个世界，仿佛自己对那个世界仍然是可知可控的。殊不知丧亲是一种不可逆转的真实而客观的事实。不论您用什么方法去回避，都不可能改变这个事实。哀伤是一种很有"耐心"的情感，它可以潜伏在您的内心深处，"耐心"地等待您总有一天无意间放它出来，它可能会在瞬间击倒您，它也可能"耐心"地变成一块石头越来越重地默默地压在您的心头，直到您不堪重负。

近代哀伤研究显示，过度回避对哀伤疗愈是有害的，它是导致延长哀伤障碍的重要诱发因素之一。哀伤干预需要帮助使用"过度回避"策略的丧亲者正视和接受丧亲的现实。

哀伤疗愈的一个重要环节就是要去经历哀伤，去亲身体验哀伤痛苦，并在痛苦的体验中适应哀伤。有些哀伤也许会伴随终身，因为它与我们对逝者的爱相关。但通过对丧亲事件的适应过程，尽管这个过程十分艰难和痛苦，丧亲者终将可以走下去，一点点达到一种痛而不苦的境界，可以与哀伤和平共处，并从对逝者的怀念中感到温暖和鼓舞，对生命和未来重燃热情和希望。

—————— **关键语** ——————

健康回避是有意识地适当分散对丧亲哀伤的注意力，不健康回避是过度地躲避哀伤体验。前者有助于哀伤疗愈，后者会使人深陷哀伤的泥淖。

丧亲后表现出麻木是不是病了？

在失去自己挚爱的亲人后，有些人会悲咽痛哭，也有人近乎麻木。那些表现出麻木的人是不是病了，或者没有真挚地爱过逝者？丧亲者自己和旁人往往都会被这样的问题所困惑。

麻木是一种缓冲

其实，请不要为这种麻木反应担心。很多人在经历远超过他们心理/生理承受力的哀伤剧痛时，出现麻木反应是正常的。麻木会在一段时间内，尤其是丧亲的头几天或几个星期出现。它会封闭人的正常思维、情绪反应和泪腺，人会丧失正常流泪的功能。这是人类的一种自我保护调节功能。麻木可以把无法承受的剧痛一点点慢慢地释放出来，给人逐步适应剧痛的时间和准备，让人不至于因为承受不了那种突如其来的灭顶之灾而去做出不理智和危险的错误选择。

中世纪有位法国散文家叫蒙田，他在一篇《论哀伤》的散文中说了这样一个故事。一个君王在自己的国家沦陷后，看到自己的儿女遭受欺凌虐杀，他沉默而麻木，但他看到自己的将士被杀时，却放声大哭起来。他的仆从问他为何如此，他说儿女的受难之疼太沉太重以至于无法表达。他对儿女受难所表现出的外表的麻木正是因为痛得过于深切。

为何会有麻木反应

1. 预期性哀伤。这是因为丧亲者对失去亲人早已有了准备，比如当久病年迈的长辈逝去时，子女对此已经有了长期的心理和情感准备。虽然在亲人离世的时刻来到时，依然会有哀伤涌现，但他们会表现得相对冷静。在外人看来他们情感冷淡、麻木，其实他们已经在预期性哀伤的过程中经历了人们所不知晓的痛苦经历。

2. 哀伤打击过于突然、猛烈和痛苦。人们对自己突然失去挚爱亲人措手不及。他们对现实和未来感到困惑，感到世界失去了原来的真实性。虽然他们在理性认知上知道死亡事件的真实性，但在潜意识中并不接受它。这种打击往往会使人暂时关闭与社会的情感及认知联结。在短期内它是正常和安全的，这是人的一种自我保护机制。它可以让痛苦剂量以人能接受的方式慢慢释放出来。不用很久，多数丧亲者会从"麻木"中自然苏醒过来，并会表现出极其强烈的哀伤反应。所以当丧亲事件刚刚发生时，关怀者不用刻意去让丧亲者倒苦水，暂时让他们沉浸在"雾"里，给他们一点缓冲的时间。

正确对待哀伤麻木

1. 哀伤反应中的麻木是正常的。您用麻木来应对巨大痛苦打击并没有错。哀伤反应具有极强的个性化，每个人都有权用不同方式来应对哀伤。

2. 哀伤反应中的麻木并不代表您不爱逝去的亲人，相反，在很多时候，正是因为您的爱是如此之深从而使丧亲之痛无法表现出来。

3. 当您在哀伤初期出现麻木反应时，请不要强迫自己去做某些事来尽快走出麻木，好让自己表现得如旁人所期望的那样，比如有意识地引发自己激烈的哀伤反应。请相信麻木反应只是暂时的。哀伤情绪最终会自然爆发出来，也许是在葬礼中，也许是在葬礼结束后回到空荡的家中，也许是看到了一个熟悉的场景和物件，或者毫无特殊的缘由……

4. 但是如果您长久地处在麻木状态，很可能您在过度使用回避策略，这容易导致延长哀伤障碍。这时候就需要考虑寻求哀伤辅导专业人员的帮助。

---------- **关键语** ----------

麻木是哀伤反应的一种形式，是狂风骤雨到来前的寂静。麻木并非爱得不深，正相反，它往往正是因为爱得太深。它是对丧亲者一种本能的保护，使他们不至于在重击之下垮掉。

如何在哀伤中不忘善待自己?

关心他人是一种美德。然而对于经历重大创伤的丧亲者来说,他们特别需要花时间来关心和善待自己。

有的丧亲者在失去亲人的打击面前悲痛不已、筋疲力尽,有的丧亲者在逝者生前的病榻前因长期服侍照顾早已疲惫不堪,有的丧亲者家中还有需要照顾的老人或孩子,也有的丧亲者对工作、对事业需要投入巨大精力。在外界不断向他们提出种种需求面前,他们往往会忽略自己的哀伤疗愈和身体健康,一心放在照顾他人身上。殊不知有多少精力耗尽的照顾者先于被照顾者而更早地离世。

如何善待自己

哀伤会耗费巨大的体力和精力,在巨大的哀伤中,如果丧亲者不把时间和精力分出必要的一部分给自己来疏解自己的情绪，如果不能在照顾他人和善待自己之间找到平衡点，那将来很可能会受到难以逆转的损伤，这对您所爱并被您照顾的人来说，将只会令他们更为痛苦。

美国著名哀伤学者大卫·凯斯勒（David Kessler）多年奔走各地从事哀伤教育。1996 年，他的儿子突然离世，他立刻取消已安排的课程长达一年的时间。他需要时间养伤疗伤，他的选择是明智的。

哀伤者务必要善待自己，只有保护好自己才能更好地帮助别人。

丧亲者的哀伤不仅容易引发心理疾病，还很容易引发生理疾病。您可能会无法正常睡眠，可能没有食欲，生活起居全无规律，可能更容易感冒或出现各种不明原因的身体不适。

请务必注意自己的睡眠和饮食，适当减轻工作负担。更不要使用酒精来作为自己的"止痛剂"。如果发现身体有明显不适，请尽快去看医生。

保证足够的睡眠对于渡过难关尤为重要。如您有睡眠问题，可以寻求医生的帮助。小剂量的安眠药有时可以预防大的疾病。

哀伤本身就已经够令人痛苦了，如果身体垮了，只会是雪上加霜。身体垮了，您又如何能照顾好他人呢？每一个您所关爱的并需要您照顾的人固然重要，但您的身体，您的哀伤疗愈，您对自己的照顾和保护更为重要。

————— **关键语** —————

每一个生命都是宝贵的，包括您自己的生命。请务必善待自己。

丧亲之痛，男女有别吗？

在失去挚爱亲人的打击下，每个人都会承受哀伤痛苦。但男女哀伤反应会因性别不同而有所不同。

男女哀伤，反应不同

1996 年，美国著名心理学家马丁（T. Martin）和道克（K. Doka）博士在《男儿不流泪，女儿泪长流》一书中提出，男女哀伤是有所不同的。他们将在女性身上较多表现出来的哀伤反应称为"直觉型哀伤"，将在男性身上较多表现出来的哀伤反应称为"工具型哀伤"，当两种反应同现于一体时则称为"混合哀伤"。

女性在"直觉型哀伤"中倾向于追随直接的感觉去感受和表现哀伤；男性的"工具型哀伤"则倾向于去思考、认知哀伤和做具体的相关事情。女性在悲痛时会公开流泪，而男性会努力克制。女性倾向于向他人表述自己的悲伤，男性倾向于把悲伤深藏于心。女性会向外界求助而不介意被视为弱者，男性则倾向于回避外界帮助，不愿被社会视为弱者。女性用大量语言疏解哀伤压力，男性用沉默做事来回避哀伤。女性的哀伤情绪起伏及冲动更明显。女性在哀伤时往往会出现性冷淡，男性对性生活会依然保持积极态度，因为男性可以从性生活中感到对自己的生活还拥有某种控制感，夫妻间协调的性生活有助于哀伤疗愈。

此外，男性和女性哀伤之别还表现在女性在失去子女后通常承受更深重更长久的痛苦。

法国著名心理学家、精神科医师勒洛尔（F. Lelord）和安德烈（C. André）博士认为，男女哀伤反应的不同主要源于两个方面：首先，男性与女性大脑结构和运作机制不同。其次，社会角色定位不同。男性从小就被教育要坚强。"男儿有泪不轻弹"是男性被传统社会所期望的，而女性通常被社会视为弱者，社会对她们没有像对男性那样的期待要求。于是流泪便慢慢地变成了女性和孩子的"特权"。

这里还特别需要提到的是，研究显示，由于男性对自身哀伤情感的克制和缺乏宣泄疏解渠道，丧子哀伤会使男性比女性更容易罹患致命性的生理疾病。

男性也有权"软弱"

男性也需要释放哀伤。有一位男性，在失去妻子后，他在别人和孩子面前从不流泪。直到有一天他的女儿泪眼汪汪地问他："爸爸，妈妈死了，难道您不伤心吗?"他把女儿紧紧地抱在怀里痛哭起来。这位父亲说，是女儿帮助他释放了哀伤，使他更加珍惜生命，以照顾好家庭和工作。

对丧亲者来说，他们所真正需要的"坚强"不是一味克制，而是要勇敢面对和接受过去，好好地珍惜现在，充满信心地迎接未来。这不正是已故亲人所希望看到的吗?

—————— **关键语** ——————

请对男女哀伤反应不同给予理解包容。请关怀者不要用"坚强"来赞扬和鼓励男性哀伤者去强行克制痛苦的情感。真正的坚强是用健康的方法去应对哀伤，这才是一个强者在苦难历程中应该表现出来的坚强。

哀伤之旅有没有终点站？

当您被哀伤剧痛压得喘不过气来时，您会情不自禁地自问：哀伤有没有尽头？如果有，何时是头？当您的亲朋好友看到您在哀伤中蹉跎，往往会问道：您什么时候才能成为过去的您？也有人会催促您快快"走出来"。

哀伤没有终点站

让铭心刻骨的哀伤消失是不可能的，让失去挚爱的丧亲者回到过去更是不可能的。

当您结婚后，您不再是过去的自己，您成了妻子或丈夫；当您有了子女，您也不再是过去的您，您成了母亲或者父亲。您的生命，您的世界，您的未来都变了。同样，当您失去了挚爱的亲人，就如同失去了生命的一部分，您也不可能再回到过去的您。您的世界同样已经发生了不可逆转的变化。您已经进入了一个新的世界，您需要适应那个新世界的"新常态"。

正如著名哀伤学者伊丽莎白·库伯勒-罗丝（Elisabeth Kübler-Ross）所说："现实是，您的哀伤不会消失，您不会忘记您失去了您所爱的人，您将学会与之相处，您会得到缓解，您将从萦绕心头的丧亲痛苦中重建一个新我。您仍将会成为一个完整的人，但您已不再是过去的您。您不应该成为那个过去的您，也不应该希望那样。"

随着时间的流逝，丧亲者将在哀伤之旅中成为一个不断前行的跋涉者。很多人会有以下经历和感受：

哀伤是一个漫长的过程。为您设定某个确定的时间点"完成"哀伤过程是不现实的。

哀伤疗愈需要时间。尽管哀伤的剧痛常常会突然降临，但随着时间的推移，痛苦程度会逐渐减轻。

哀伤缓解仅凭一己之力往往很难完成，所以寻求支持和友情将有助于您更好地适应丧失亲人后的生活。

您将继续爱着您失去的亲人，并从对已故亲人的回忆中捕捉到明亮的光、亲切的笑和温暖的爱。

有时您会哭一个小时、一天或一周，但情感潮汐起伏的幅度会逐渐平缓，它们的时间间距会逐渐拉长。

您最终可以和别人谈论您所爱的故人，却又不会被哀伤笼罩和压倒。

您会发现自己又会笑了或者对生活依然有美好的憧憬。

当您想到美好的过往时，您可以一个人情不自禁地微笑。

您会开始去做使您感到快乐的事，也许这些事是您曾经的爱好，也许是后来新培养出来的兴趣。

您会开始看到并感受到未来的生活是有意义、有希望的，尽管它与过去的意义和希望有所不同。

到了最后，您的哀伤就是心理学所说的"整合性哀伤"。它是健康的、正常的，因为您可以和哀伤"和平共处"，可以带着哀伤不断成长，并去体会生命的意义和喜乐。

当然，如果哀伤剧痛始终强烈地长期持续着，您多年都被哀伤阴影笼罩，并出现生活、学习或工作功能受损，请尽早寻求专业治疗师的帮助。

—————— 关键语 ——————

哀伤这趟列车没有时刻表，只要生命尚存，它就存在。但哀伤之痛会缓解。催促哀伤者快快"走出来"往往只会增加压力而无助于缓解哀伤。如果说哀伤者是珠穆朗玛峰的登山者，那么关怀者则应该是夏尔巴人导游，他们的任务不是推也不是拉，而是陪伴前行和提供必要的扶持。

儿童会不会哀伤？

根据 2000 年的统计，美国有约 4％的未成年儿童或青少年在 18 岁之前失去他们的父亲、母亲或者父母双亡，这里不包括和他们朝夕相处的爷爷奶奶、外公外婆。

儿童的哀伤反应

当失去亲人尤其是失去父母时，儿童会不会像成年人那样感到哀伤呢？当然会的。儿童的爱有多单纯，他们的哀伤就有多深沉。

但是儿童的哀伤反应往往与成年人不同。有的孩子在伤心了一阵后，又能出门去玩，但这并不意味着他们的哀伤消失了。那是因为孩子还不具备长时间把自己的注意力聚焦在某一件事上的能力。

心理学家沃登（J. W. Worden）博士在《儿童与哀伤》一书中

列出了部分儿童的哀伤反应:

1. 悲伤和哭泣。儿童在哀伤时会哭泣。也有少数年龄较大一点的孩子不哭,因为他们不想让哀伤的父亲或母亲更难过。

2. 焦虑。在失去父亲或母亲后,40%的孩子会因为担心可能再失去另一个亲人而焦虑。

3. 负疚。有的孩子会为自己做过的事或想做而没做的事感到负疚。

4. 愤怒和冲动。这在男孩子身上表现较多。这与继续照顾孩子的父亲或母亲自身的情绪控制及养育方法有关。

5. 健康问题,约17%的孩子会出现头痛症状,甚至有的孩子会生病。

6. 学习困难。有的孩子会出现学习成绩下降,这与他们的焦虑有关。

7. 自尊心受损。有的孩子会出现自尊心受损(两岁以下无此表现)。

年龄与哀伤

儿童的哀伤反应与他们的年龄及对死亡的理解有关。美国心理学会出版的《儿童的哀伤》一书中列举了儿童在不同年龄阶段对丧失父母的哀伤的认知。

1. 0~2 岁婴儿。对父母死亡事件还不能理解。但是他们也会有反应，比如焦虑，试图寻找逝去的亲人，在睡眠和饮食上也会发生变化。

2. 2~5 岁儿童。对亲人死亡这个不可逆转的现象还不能理解。他们会有焦虑，会有离别的哀伤，但是他们往往会觉得死去的人只是暂时离开。有些孩子甚至会潜意识地认为死亡是因为自己表现不够好。

3. 5~9 岁儿童。对死亡开始有了更清楚的认识。但他们会提出很多关于死亡的问题。有些孩子还会有一种潜意识的想法，觉得父亲或母亲的死亡是因为自己表现不够好。他们往往会出现"行为退化"，表现得比自己的真实年龄更幼稚。

4. 9~12 岁儿童，他们已经具备了成熟的抽象思维能力，并能够充分理解死亡是不可逆的、永久的，是生命中不可避免的一部分。死亡意味着一个生命停止了运作。他们可能会觉得自己和同龄的其他孩子不一样，可能会相对减少和同学的接触。他们可能会有自我责备的愧疚感，比如曾惹逝去的父亲或母亲不高兴。

5. 12~18 岁的青少年，他们对死亡的认识和感受同成人差不多，会有哀伤和抑郁，会思考失去亲人后自己未来的生活，会感到自我身份发生了变化，会思考生命的意义，有时候他们会表现出较大的情绪反复和较情绪化的行为。

此外，儿童的哀伤反应还和他们与逝者关系的亲密程度有关，和丧亲后经济条件、生活环境的变化有关，还和是否有社会支持等因素有关。

只有认识和理解儿童哀伤的特点，父母和关怀者才能在孩子最困难的时候有力地搀扶和帮助他们。

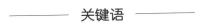

关键语

丧失挚爱亲人的孩子如同被冰雹打伤的稚嫩小草，需要整个社会的关注、呵护和关怀，才能在日后更快地适应和健康地成长。

第二部分

应对哀伤

　　哀伤如同海洋，潮起潮落。有时风平浪静，有时波涛汹涌。我们所要做的就是学会如何在海洋中游泳。

如何应对创伤性哀伤？

人无法决定自己的生，也无法决定自己的死。对丧亲者来说，最痛苦的死亡事件之一，莫过于创伤性丧亲事件。它往往悄然而至，突然爆发，令人猝不及防。丧亲者没有机会向逝者说一声再见，没有机会表达他们的爱，没有机会去做最后的道别或者是道歉。突然死亡，还会使丧亲者对逝者的回忆更为痛苦。创伤性丧亲事件使丧亲者同时经历哀伤和创伤，并往往会同时出现哀伤和创伤反应。

创伤性哀伤

在什么情况下丧亲者会经历创伤性哀伤？心理学家沃特曼（C. B. Wortman）和彼尔曼（L. A. Pearlman）在《创伤性哀伤》一文中提出了以下观点。

1. 创伤性哀伤来自创伤性丧亲事件。它具有突发性、不可预测性、不恰当的时间点，它涉及自杀、暴力、刻意伤害或谋杀、突发性灾难，逝者在死亡前经受痛苦，遗体受到破坏，丧亲者觉得死亡事件本来可以避免，并感到不公平和不公正，丧亲者目睹了突发性死亡过程，而且他们自身的生命也受到了威胁，丧亲事件伴随着一连串的其他创伤性打击，等等。

据 2009 年统计，美国最常见的创伤性死亡事件，一般都发生在 1～44 岁。导致创伤性死亡的因素包括工伤事故、交通事故、被谋杀、自杀、自然灾害以及战争等。丧亲者失去的也许是年轻或青壮年的父母，也许是兄弟姐妹，也许是自己的子女。正因为突发性死亡多发生在儿童、青少年及中年人中，它违背了人们所熟悉的生命法则。与自然死亡（比如死于缠身多年的老年疾病）相比，突然且毫无准备的死亡，使丧亲者的哀伤之旅尤为艰难。因为丧亲者需要同时处理哀伤和创伤，症状严重者要同时治疗延长哀伤障碍和创伤后应激障碍两方面的问题。

2. 在丧亲事件发生之后，丧亲者需要处理一些令人痛苦的思考、回忆和印象，比如死者在临终前经历了什么，对这些事情的思考会使丧亲者感到格外痛苦。他们中有些人往往会选择回避，但越是回避，就越难适当地处理创伤和哀伤。

3. 对于因交通或工伤事故以及被谋杀而致的突然死亡，丧亲者除了极度哀伤，往往会伴随自责和愤怒，他们希望寻求公平和正义，他们可能会长久地陷于痛苦的法律程序中，去一遍遍诉说那不堪忍受的丧亲事件，伤口被一次一次地当众撕裂。

4. 亲人自杀对丧亲者的打击尤为沉重。除了自身强烈的哀伤和愧疚，他们还要面对社会不公正的质疑甚至责备。人们并不知道自杀往往也是一种脑神经系统的疾病。

5. 创伤性哀伤往往会改变丧亲者对以往所持有的关于世界的认知，包括世界是有某种规律可循和可控的，世界基本是按人们通常认可的公平和公正原则运行的，世界是温暖和安全的，自己的生命是有价值的，等等。认知的变化使人难以接受丧失从而更为痛苦。

6. 创伤性哀伤往往会使人深深地陷入"哀伤沉思"，即不停地钻在死亡事件的"牛角尖"里。创伤性丧亲者出现"哀伤沉思"症状要明显多于正常死亡事件的丧亲者。

创伤性丧亲更易导致延长哀伤障碍、抑郁症、低质量的生活和较差的工作表现，此外创伤性丧亲者比正常人群有更高的早逝率。

如何应对创伤性哀伤

1. 自我保护。对于丧亲者来说，首先要注意保护好自己，保证每天的饮食、饮水。如果睡眠出现严重障碍，那就需要去看医生。必要的话要靠药物来帮助自己维持基本健康所需要的睡眠，以防身体出现严重疾病。

2. 建立有效的自我和社会支持方式。建议做到以下三点：

● 首先要做好情绪管理。丧亲者需要认识自己有什么样的情绪问题，学习提高对压力的承受力，而不去一味躲避情绪压力。

● 寻求社会帮助。比如参加丧子父母的"同质互助"群体。

● 学习如何应对由丧亲带来的挑战，包含应对哀伤的痛苦体验，去做自己有兴趣的事，以及建立新的生命意义。

3. 应对创伤。创伤性丧亲容易引发 PTSD。对患有严重 PTSD 的丧亲者来说，需要寻求专业人员的帮助。处理好 PTSD 对哀伤疗愈极为重要。对 PTSD 来说，认知行为疗法是一种使用最为广泛的治疗方法，它可以帮助丧亲者去识别那些使自己特别痛苦的"闯入"性思想或回忆，并引导他们来判断这些想法是否真的合理。同时，认知行为疗法还有助于缓解情绪反复和过度回避等问题。

4. 应对哀伤。应对哀伤的方式首先是适应。请相信随着时间的流逝，只要您不放弃，您会一点点适应哀伤。虽然哀伤如同石头一样，可能会永远压在您的心头，但是您终将发现，它会一点点地减轻，您会一点点习惯和适应它。不管这条路有多艰难，您最终还是可以走下去的。只要您健康地活着，您的已故亲人就活在您的记忆中，活在您的怀念中，活在您深深的爱中。

给关怀者的建议

关怀者要在生活方面给创伤性丧亲者更多的关怀和帮助。另外在征得他的同意之后，介绍其与有相似经历的人接触也会有帮助。有相似经历的人往往可以成为黑暗隧道里一点微光，虽弱，但能给人希望。

关怀者还要控制好自己的"情感投射"。因为在为创伤性丧亲者服务时，关怀者较容易出现"替代性哀伤"和"同情疲劳"，所以关怀者也要注意自我保护。

———— 关键语 ————

创伤性丧亲的哀伤之痛无法言述。生命可以突然消失，但爱却会永存。请您务必善待自己。您需要积蓄力量去克服创伤，适应哀伤。

如何应对他人对您的不理解？

哀伤之痛有时如此之深，它使人感到如同进入了一个陌生的世界。您也许会发现过去对您最了解的亲友现在无法理解您的感受，很多关怀者的话使您感到不适。也许有的亲友想和您说什么，但欲言又止，因为他们不知道说什么合适。当您想宣泄时，人们却努力要把您的注意力引向别处；当您心情放松时，有人却把您的注意力重新引回悲痛。您为得不到人们的理解而感到痛苦和困惑。

新的世界

重大丧亲事件使您进入一个您以前从未听说过的"新世界"。别人也无法真正知晓您所走进的那个世界是什么样的。

蒙田在他的《论悲哀》中写了一个故事。一位著名的古代画家在画希腊神话中依菲芝妮之死时，他要按这无辜受难的少女与画中不同人物的关系来表现各人的悲哀。他画出了各种令人动颜的哀伤表情，但当他画到少女的父亲时，他穷尽了自己全部的艺术才能，竟无法表出这种悲哀，他只好画出那位父亲双手掩住面孔。

巨大的哀伤这种人类最深层面的痛苦除了直接经历和感受外，无法被描述。在它面前，象征着人类伟大智慧和光辉文明的文字同样是那么苍白无力。其实何止是文字，最直观的艺术、绘画、电影在这里都是苍白的。那些历史上最伟大的文学巨匠至多只能描述出露出海面的冰山一角。

不幸的是，要真正了解那个世界，除了亲身经历和走进去，别无他法。

因此，在哀伤者和关怀者之间往往会横亘着一道看不见的墙。

如何面对高墙？

1. 对于哀伤者来说，当您不幸进入了那个陌生的世界时，要学会理解自己、善待自己，还要理解他人和宽容他人对您的误解，以及理解和宽容人类的局限性，包括您的父母亲友。因为这是您要学会适应那个"新世界"的第一步。另外，您要积极沟通，坦率地告诉别人您的想法，什么样的帮助是您需要的，什么样的帮助是您不需要的。

2. 对关怀者来说，当您走近哀伤者时，要考虑到，我们每个人的理解能力是有限的，我们对哀伤者所处的那个世界的理解也是有限的。所以，哀伤疏导只有爱是不够的，它还需要理解和沟通的技巧。

—————— **关键语** ——————

哀伤者，请理解和宽容别人对您的不理解。

关怀者，请谦卑地认识到自身理解能力的局限性，学习爱和爱的技巧。

如何调整愤怒情绪？

在现实生活中，丧亲者在哀伤的打击下出现愤怒情绪是很普遍的。您也许觉得没有人能理解您的愤怒；您也许会感到亲人的死亡是对您的抛弃，并为此感到愤怒；您可能为医护人员无法将自己所爱的人抢救下来而感到愤怒；您可能会对自己的软弱无能而感到愤怒；您可能会觉得命运待您不公而愤怒；您看到自己的生活和梦想支离破碎，但整个世界对此毫不在意仿佛什么也没发生一样而感到愤怒；您可能会对以前微不足道的小事或者微小的不顺心而愤怒……

为什么哀伤使人容易愤怒

有时候愤怒是一种正当的和必需的情绪。它可以是打击邪恶的力量。如果亲人死于一场因酒驾而引发的车祸，您当然会对那个视生命为儿戏的司机感到愤怒。您也会为正义不能得到伸张而愤怒。所以愤怒并不完全是一种消极的情绪，它有时是必需的。但我们要注意分辨在哀伤中的某些愤怒情绪的独特属性及其产生原因，才能更好地应对哀伤。

我们要意识到，有时候愤怒是哀伤剧痛的缓冲剂。当人们在无法承受哀伤的剧痛时，通过愤怒情绪的发泄可以转移注意力并减缓哀伤的痛苦。

愤怒的消极因素

哀伤使人出现愤怒情绪是正常的，但如果人被非理性的愤怒所挟持时，那么就会伤害到自己。正如一位哲人所说，愤怒就像一块您随时想抛向他人的通红的煤炭，在伤害到别人的时候也会灼伤您自己的手。

有时通过愤怒的发泄，您也许会感到自己依然对生活是有所掌控的。但是要知道，这并不是一种健康的掌控。

也有人把愤怒压抑在心里，这同样也是有害的。美国著名作家马克·吐温说过，愤怒是一种腐蚀剂，它对储存它的容器所造成的伤害远大于被腐蚀剂所撒到的东西。人很难将愤怒持久地压抑着，它最终可能会像火山一样爆发，并对自己和他人造成更大的伤害。把愤怒强制性地压抑下来，可能会引发抑郁和焦虑。科学研究显示，长期被愤怒情绪控制的人群，罹患心血管疾病的概率要远远高于正常人群。

愤怒会对家人朋友造成伤害，也许首当其冲的是自己的配偶，从而导致对婚姻、人际关系以及自己造成更大的伤害。

哈佛医学院的建议

1. 反省。首先考虑一下愤怒是否会使自己更加痛苦。考虑一下是否觉得自己有被抛弃的感觉并为此感到恐惧。如有这样的想法，您要考虑寻求他人的帮助，尤其是寻求和自己有共同经历的人的帮助，从他们处理这些问题的经历中学习经验。

2. 合理性。认真思考一下自己的愤怒是否合理，是否有非理性因素的影响。如果有非理性因素影响，就要注意先调整自己的认知。

3. 表达。每天花一点时间来宣泄您的愤怒情绪。您可以在没有人的地方喊叫、冥思，或者采取一些其他的能够宣泄愤怒的方法。还要考虑当愤怒情绪出现时，用什么方法来安全地释放它。有时候动笔写下自己的愤怒情绪，尤其写下在愤怒情绪背后的感觉会有极大的帮助。表达还包括告诉他人自己的感受，如果您发现由于自己不当心伤害了他人，那就去道歉，多数人会谅解您的。

4. 应对哀伤。无论如何都要注意，不能让自己被愤怒所捆绑，您还是要去面对哀伤和经历哀伤，不能用愤怒情绪移嫁自己对哀伤的感受。请用理性的方法在哀伤疗愈的崎岖之路上慢慢前行，而不是被愤怒所控制，做出一些令自己感到后悔的事情。

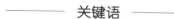

关键语

愤怒如同通红的火炭，抛出去会灼伤他人，攥在手里会灼伤自己。理性和反省才是能使火炭降温的清泉。

19 / 如何应对孤独？

波伏娃在萨特死后如此写哀伤：它们无以言传，不能诉诸文字，不能被思量；只能被经历，如此而已。不能言述的哀伤之痛往往会在丧亲者与世界及他人之间忽然竖起一道看不见的高墙。哀伤者在高墙之内感到从未经历过、从未听说过的孤独，而孤独感是一种常见的哀伤反应。

丧亲者的孤独感通常来自两个方面：自身因素和外在因素。

自身因素

虽然丧亲者在自己的家里依然可以看到逝者的照片和遗物，但他们再也不可能看到逝者生前那温暖的微笑，也听不到逝者的声音，丧亲者不可能和逝者进行互动性的思想和情感交流。当家成了一个静如死水的世界时，孤独在所难免。

丧亲者的思绪也深深地陷入对逝者的怀念之中。当他们把自己的思绪和情感紧紧地封闭起来时，往往会导致深深的孤独。

有人被自卑的锁链捆绑，觉得自己低人一等，或者觉得自己是异类。无论是低人一等或是异类感都会使人感到孤独。

很多受到丧亲之痛沉重打击的人，在他们的哀伤反应中通常会有一个比较共性化的特点，就是对他人失去信任感。当一个人对他人无法抱以信任的时候，那么他必然是孤独的。

丧亲者对陌生的世界无所适从，比如不知道如何回应别人热心的招呼，不知道如何回应别人充满爱心的安慰，不知道如何应对别人无意间说出的使自己感到痛苦的话语。他们对这个世界时常会有一种格格不入和难以适应的感觉。于是，回避变成了一种无可奈何的选择，而孤独也随之而来。

外在因素

社会对丧亲者的不理解形成了无形的高墙。彼此无法理解是人与人心灵之间的藩篱，孤独往往来自得不到外界的理解。

社会对丧亲者的歧视。传统文化中人们喜欢积极、欢乐、阳光和喜庆，哀伤情绪通常不容易被主流社会所接受。这也属于一种由社会所造成的被迫性的孤独，它使得丧亲者有被抛弃和被排斥的感觉。

　　社会对丧亲者的刻意回避。在中国的文化传统中，丧亲很多时候被看作一种不吉利的、晦气的事，人们会躲避丧亲者，甚至曾经最要好的朋友有时也难免受到这种迂腐的文化传统的影响。丧亲者可能会失去很多往日的朋友，包括自己最信任的朋友，这更增加了孤独感。

孤独有害健康

　　人是社会性动物，需要得到爱和关怀，也需要向他人付出爱和关怀。人喜欢在群体中生活，这是人的基本天性，也是人类能够得以繁衍的基础。

　　如果因为任何原因，这种天性被剥夺了或者被损坏了，它对人的心理和生理的负面影响都将是巨大的。科学家在研究中发现，一个与世隔绝的孤独的人，其生命质量很差、心身健康很差，所以科学家说，孤独是可以致命的。

寻求社会的帮助

　　向社会寻求帮助。丧亲者需要积极寻求社会的支持。这点在丧亲初期往往很困难。作为关怀者来说，在丧亲者有实际生活困难的时候，要给他们提供实质性的帮助，包括物质方面的帮助。比如说，在他们最艰难的时候，帮助料理他们的生活，在他们生病的时候帮助他们去看病就医。这有助于缓解他们的孤独。

家庭亲友参与关怀。近代哀伤研究显示，主要的社会支持来自家庭亲友。丧亲者获得家庭亲友的支持对哀伤疗愈意义重大。

参加社会活动。鼓励丧亲者参加同质互助群体活动往往能有效地减缓孤独。比如说失独父母，他们可以参加"同命人"的微信群，也可以参加一些公益组织举办的"同命人"的活动。因为在"同质"人群中，由于共同的经历，他们可以彼此理解，放心交谈，不用担心被歧视，或被人称为"祥林嫂"。

从认知的陷阱中攀爬出来

解决认知问题，首先要能理解和谅解，别人无法和您一样理解您所经历的痛苦。这并不是别人对您不关心，而是人类认知能力的一种局限性。所以当您遇到别人无法理解您的痛苦的时候，不要为此而过于难过或失望，应持以理解和原谅的态度。

重新建立对世界和对他人的信任感。即便是在黑暗的隧道中，只要您愿意去感受、体会和寻找，依然可以找到光，即使那是一束微不足道的烛光，也是温暖的。

不要用他人的眼光和价值观来评判自己。只要您能勇敢地面对生活，那么您就是有价值的。也许您失去了生命中最宝贵的一部分，但是在您的伤口上新生长出来的那种坚定和勇敢，就是您生命中一种崭新而宝贵的价值。不用自暴自弃，或觉得处处低人一头。如果别人处在您的境地，也许做得远远不如您。

不要害怕因自己的情绪会影响别人而躲避和别人的交流。慎重地选择交流对象，他们可能是您的老朋友，也可能是您新结识的朋友。当您的生活改变了，您需要去重新选择和什么样的人做朋友。

用行动去改变生活、适应生活

选择去做自己感兴趣的事情。也许过去您所感兴趣的事情现在对您来说已经索然无味，那么就去培养一个新的兴趣，比如说，散步。

走出家门。勇敢地走出家门，是您能够战胜孤独的重要环节。当您把家的大门关上之后，其实您也把自己的心给关上了，这只会使您更加孤独。

努力珍惜和保护自己的婚姻。理解男女哀伤反应不同，理解配偶的难处和不稳定的情绪。稳定的婚姻对于克服孤独会有巨大的帮助。

适当的时候重新回到工作岗位中去，通过日常工作去一天天适应新的生活，但是不要让工作的负荷把自己压得过重。

助人和爱人是治疗哀伤的良药，这已被大量心理学研究所证实。当人们用自己的爱心感染他人、帮助他人时，就可以感到自己的价值和成就感，还可以看到人与人之间在互相帮助时的温暖，可以看到自己并不是没有价值的。

不要去和任何不值得打交道的人交往，因为他们只会使您徒增烦恼并对世界更加悲观，使您感到更加孤独。一定要择良友而交之。

—————— 关键语 ——————

林语堂先生说过，"一个人彻悟的程度，恰等于他所受痛苦的深度"。而您最深的孤独之痛往往正是帮助您冲出高墙、走出孤独的力量。

如何应对自卑感?

我国文化习俗对于年迈长者的自然死亡有着很大的包容性,有些地方甚至会把长寿老人的丧事作为"白喜事"来办,因为长寿是芸芸众生世世代代所祈求的事。逝者的长寿往往被视为一种福分,何悲之有?

丧亲与自卑

但另有一类丧亲,比如未成年的孩子失去父母,中年人失去配偶或者父母失去孩子,这绝对不是人类所愿意看见的死亡事件。旧的文化习俗会把它们看成晦气的事。

这些丧亲者一方面会因失去挚爱亲人而有一种失去人生完整性的感觉,比如失去了配偶就不再是丈夫或妻子,失去了孩子就不再是孩子的父亲或母亲。曾经引以为傲的身份因丧亲而丧失,他们不再像以前那样完整和自信，甚至会对此感到自卑。

此时原来的朋友可能会对丧亲者避而远之。比如说，有一位失去孩子的母亲，邻舍看到她就会绕道而走，有一天她控制不住地喊了出来："死亡不是传染病！"在社会这种隐性的"歧视"氛围下，丧亲者或多或少会产生某种自卑。此外，丧亲者也许还会经常遇见怜悯的眼光，那些在世俗眼光中曾经比自己生活事业差得多的人，现在也都不约而同地用怜悯的眼光向自己提供"施舍"。尽管别人是一片好心，但您依然感到难以承受。哀伤的压力已经够大了，在这些新的压力下，丧亲者会感到脆弱无助。自卑往往也会不自觉地衍生出来。青少年往往会表现出与同学朋友生疏，脾气反常。丧子父母则会更为严重，他们还会自责没尽到父母的责任和义务，是人生的失败者，往往会感到自卑。

自卑是不少丧亲者在认知上的一种哀伤反应，它与中国旧的文化习俗有关，同时也与丧亲者自我认知有关。

自卑是一种心灵腐蚀剂，它是延长哀伤障碍的影子，是抑郁症的伴侣。从自卑中走出来是丧亲者在适应丧亲过程中的重要功课之一。

克服自卑，重建自信

1. 加入同质互助群体，或在积极的环境中融入接受您的人群。

和他们一起，您可以表达您的感受，可以得到正常的对待，并了解您所经历的自卑是正常的，而且从中走出来也是自然的事情。

2. 回顾让您感到骄傲的事件。

3. 活在当下，活好当下。

4. 形成有规律的生活方式。比如每天跑步或散步。只要您迈出脚步，就能体会到您依然拥有控制力。

5. 通过合理饮食、适当运动和规律睡眠来提升自身的健康，从而增强自信。

6. 帮助别人。这是克服自卑，提高自尊最有效的方法，尽管它并不容易去做，但很值得尝试。

7. 无论您的进步多么微不足道，都要奖励自己的进步，包括给自己买一样喜欢的东西。

8. 参加您喜欢的活动，例如学习烹饪、旅游，或者其他集体活动。

9. 接受自己。没有人是完美的，每个人都会有丧失，都会犯错，这就是人生，我们都应该成为我们自己最好的朋友。

10. 审视我们的消极想法是什么，这是我们改变的第一步。想一想今天发生了什么令您高兴的事，想一想那些让您有感恩之情的事情。养成去思考积极的生活的习惯。

11. 认真对待自己的想法、感觉和愿望，就像认真对待他人并倾听他们的想法一样。与其让自己远离他人，不如告诉他们您的想法、感受和愿望。当您以真诚的方式和朋友交流时，他们往往会专心聆听，这有助于提升您的自尊心。

──────── 关键语 ────────

上天对人类有一个最为公平的安排，那就是每个人最终都会走向生命的终点。丧失挚爱并不是也永远不会是您一个人的经历。您不必为丧亲自卑，请将您的爱和善良与逝者留给您的爱和善良融合。它就是您应该拥有自信的根基。您可以带着爱、自尊、自信和自爱逐渐适应生活的变故。

如何应对愧疚感？

很多丧亲者在失去亲人时往往都会有一种愧疚感。

都是我不好，我没及时送她去医院看急诊……

都是我不好，我那天和他吵架……

明明是我错了，却从未向他道歉……

丧亲者的六种常见愧疚

美国心理学家迈尔士（M. S. Miles）和丹米（A. S. Demi）的研究显示，在哀伤中往往会有六种愧疚久久萦绕令人难以释怀。

第一，因果型愧疚。丧亲者把丧失亲人的责任归于自己，认为亲人的死是因为自己做错了事。

第二，角色型愧疚。每个人都有自己的家庭和社会角色。丧亲者觉得自己没有做好自己分内的事，所以导致了丧亲事件。但这实际上是一种错误的认知。角色型愧疚特别容易发生在失去子女的父母和失去父母的孩子身上。

第三，道德型愧疚。丧亲者认为丧亲事件与自己的道德行为有关，所以受到了上天的惩罚。

第四，哀伤型愧疚。丧亲者认为自己把哀伤情绪传染给了他人，拖累了他人，让他人也感到痛苦，因此感到愧疚。

第五，恢复型愧疚。对自己会有喜乐的感觉或去享受生活的乐趣而愧疚，觉得这样会对不起逝者。比如电影《唐山大地震》里的那位母亲，别人都搬到新楼里去住，但她依然留守在一个小破棚里，后来她女儿来看她，问为什么这样，那位母亲说，自从我失去你，我就不配享受好的生活，因为那会使我感到对不起你，心里特别难过。这就是很典型的恢复型愧疚。

第六，幸存者愧疚。这多发生在丧子父母或老年群体中。正如一位失去女儿的母亲在一首诗中写道："你能原谅我吗？我还活着。"

上述六种愧疚，是西方学者的总结。根据中国的文化特点，我提出还有"传统观念型愧疚"。中国有句俗语："不孝有三，无后为大。"对于中国人来说，如果没有孩子，特别是失独父母，就往往会多一种愧疚感。

此外，哀伤学者还注意到其他一些愧疚原因。

愧疚是一种特殊形式的爱。我们每个人都知道哀伤源于爱。愧疚是生者对逝者思念的一种形式，有时生者会觉得，愧疚可以使他们与逝者继续紧紧地联结在一起，放下愧疚好像是放下了对逝者的爱。他们试图在愧疚中继续用心灵拥抱逝去的亲人。

愧疚是一种依然拥有控制感的渴望。"如果……然后……"的愧疚背后除了寻求预测能力，还有渴望自己依然拥有某种控制能力，尽管它在多数情况下既不真实也不合理。

愧疚来自"消极记忆倾向"。神经科学家里克·汉森博士认为，人类的大脑更倾向于关注以往的消极体验而不是积极体验，它亦被称为"消极记忆倾向"。在丧亲的哀伤中，"消极记忆倾向"很可能会使您高度专注于您做错了什么，而不是您做对了什么。即使您在99％的事情上都充满着爱和关怀，但您的思维依然会过度关注那不完美的1％，并为那个1％而深陷于愧疚之中。

综上所述，不同丧亲者的愧疚原因通常是不同的。因此在应对和调整愧疚感这个问题时，要知晓它属于哪一类愧疚，我们才能有的放矢地做工作。

愧疚感的负面影响

长期被严重的愧疚感捆绑会使丧亲者增加罹患延长哀伤障碍的风险。

深陷于愧疚使人过度关注丧失，而不是重建。

深陷于愧疚使人过度关注过去，而不是未来。

深陷于愧疚使人过度关注痛苦，而不是相信生活依然美好。

深陷于愧疚使人过度关注旧我，而不是塑造一个"新我"。

深陷于愧疚使人折磨自己，而不是善待自己。

正如一位哲人所说，当你一直凝视着深渊的时候，深渊也会凝视着你。

挣脱愧疚的锁链

首先，在认知上我们必须接受这样一个现实：生命中的偶然和意外不是人所能预测和掌控的，它与您是否马上送孩子去看急诊，有没有和逝者发生过争吵并无关系。

1. 请意识到愧疚是一种正常的哀伤反应，是哀伤疗愈过程中的一段必经之路。

2. 当您被愧疚苦苦困住时，考虑一下：您的愧疚是合理的吗？您真的具有自己所期望的那种预测和控制能力吗？

3. 和可靠的亲友交谈。通过谈论您的愧疚，倾听他们的意见，帮助反省您的愧疚是否合理。

4. 反省自己的想法。我们的愧疚感，无论是理性的还是非理性的，如果任凭它在内心发酵，它就可能将我们拖入一个无底的深渊——那里充满孤独和绝望。为了调整您的想法，您必须知道您为何愧疚，并在愧疚感强烈涌现出来时注意到它，而不是被它掌控。如果您意识到自己的愧疚感并不是理性的，那就让理性来呼唤自己——您无法预测未来，因为除了您的个人行为之外还有很多其他因素在起作用。

5. 寻找积极的办法来平衡愧疚感。当您注意到愧疚感涌现时，要有意识地制止它，并有意识地去用另一种积极的想法去冲淡或取代它。

6. 宽恕自己。宽恕意味着接受令我们后悔的对逝者曾经做过的事情。宽恕并不意味着忘却，而是要我们在创伤中成长。

7. 考虑一下您所爱的逝者对您的期望。尝试着让自己面对您所爱的逝者。想象一下，告诉他/她您的感受——您的后悔、您的愧疚，然后想象一下他/她会对您说什么。

关怀者需要注意的问题

关怀者通常会安慰说："哦，不要感到内疚！""您不应该有这种感觉。""那不是您的错。"请不要简单地告诉丧亲者不该愧疚，而是帮助他们去关注以下三点。

1. 愧疚是正常的，是很多哀伤者难以回避的一段路程。

2. 用理性的方法去审视愧疚的原因是什么。

3. 应该用什么方法去应对愧疚。

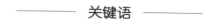

关键语

请记住，愧疚有两种结果：一种会将自己吞噬；另一种则会让自己通过深思，浴火重生，在创伤中得到成长。

22 / 如何应对焦虑？

"随遇而安"是一种美好的生活态度，"以不变应万变"也是深受大众喜欢的一句先哲名言。但现实生活往往并不会按自己所想象的那样去运行。绝大多数人在感到自己对自身或外在世界失去了预测力和控制力时，会出现焦虑。在遭受了丧失亲人的痛苦打击下，焦虑往往是哀伤的伴侣。尤其是突发性丧亲事件引发的创伤性哀伤，其伴生的焦虑症状更为明显。

为什么哀伤会使人焦虑

死亡使丧亲者感到生命的不可预测性，感到失去了往日对生活的控制感和安全感，此外也产生了对"次级伤害"的担心，比如失业、婚姻、养老、疾病、情感空白等。另外，我们的社会文化对哀伤并不是很宽容。这些综合因素往往会使丧亲者产生焦虑情绪。

哀伤中的焦虑症状

最常见的焦虑症状往往表现为，感到紧张、烦躁、恐慌、易怒，心跳加快，呼吸急促，出汗和/或发抖，感到虚弱或疲倦，注意力难以集中，出现睡眠障碍、社交焦虑、胃肠道紊乱等。

而哀伤导致的焦虑症状还有一条较为明显，即对未知的生活、工作、社交等缺乏耐心和容忍性。

有研究显示，在丧亲者中，焦虑症和延长哀伤障碍共病是一种较普遍的现象。

如何缓解焦虑

著名哀伤和焦虑症学者史密斯（C. B. Smith）提出缓解焦虑的10点建议。

1. 学习关于焦虑的科普知识。焦虑是大脑对令人恐惧的情况的反应。死亡自然会引发我们的恐惧，并使人紧张不安。请提醒自己，这是正常现象，这是我们身体应对压力的一种方式，认知有助于帮助自己保持冷静。

2. 审视一下自己应对哀伤的过程。是否曾出于恐惧或痛苦而避免去感受某些情绪，或刻意去回避某些记忆。如果是这样，就要先解决这类问题。

3. 寻求宽恕。我们长期陷入悲伤和焦虑的原因之一，是我们感到没有做好本该令已故亲人高兴的事，并为此有愧疚感。其实寻求宽恕永远不会太晚，即使人已经走了，但首先您要先学会宽恕自己。

4. 提升抗挫力。积极寻求新的健康的生活方式。不要以为那样做就意味着我们要放下我们所爱的人。我们永远无法挽回失去亲人的丧失，但我们依然可以重建有意义的生活。

5. 写日记和随笔。写下自己的想法对哀伤疗愈有很大的帮助。写作可以帮助我们审视自己，释放紧张感，并与失去的亲人保持联系。让笔把内心的焦虑释放到纸上。

6. 思考一下自己的思维方式。认知行为疗法有助于处理与哀伤相关的焦虑。通过审视我们认知中的问题，有助于找到适当的方法，来缓解在我们头脑中重复出现的灾难性的想法。这是管理您的焦虑的关键。

7. 冥想。冥想听起来像是一种柔和的方法，但这是对抗焦虑的很有效的方法之一。冥想可以将我们自己从压力中解放出来，并沉浸在当下的时刻，这往往可以使焦虑顿时减缓。

8. 建立健康的持续性联结关系。这是哀伤疗愈缓解焦虑的重要任务。建立与已故亲人内在的积极的精神联结，将使您对自己的经历有更多的平和感与同情心。要意识到您和已故亲人的关系不会结束，您要为他/她好好活着。

9. 处理好日常生活。想象一下，如果您现在正面临生命的终点，什么对您是最重要的。

10. 防止自我封闭。哀伤本身是一场孤独的旅行，但在孤独的哀伤之旅中，我们可以伸出求助之手，在同质互助小组中，在一对一的治疗中或亲友的帮助中，寻求更多的社会支持。

—————— 关键语 ——————

正如后悔不可能改变过去，焦虑和哀伤也不可能让未来变得更好，处理好当下才是至关重要的。

该不该在急性哀伤期作重大决定？

明智的决定未必只是来自聪明的头脑，它还来自理性的通透。当人们在作重大决定时，理性状态通常可以给人带来更有效的帮助。情绪化的仓促行事和冲动性的行为往往会令人后悔不已。

重大决定何时做？

在丧亲的哀伤剧痛期，痛苦情感犹如过山车一般在心头上下来回剧烈飞快地回荡，丧亲者往往难以保持稳定的理性状态。所以这时候要尽量避免去做对以后生活会有长期影响的重大决定。

有人在丧亲后因为害怕触景生情，为了回避痛苦，急于出售房子搬往他处。但是，哀伤必须去经历而不是一味回避。尽管短期的回避有时是有益的，甚至是必需的，但我们不可把长期回避视为一种处理哀伤的良药。所以若想回避现在的居所，也许可以考虑在别处先租一个房子，等六个月或一年后再来决定是否要卖房搬迁。在急性哀伤的剧痛期，哀伤将消耗掉巨大的精力，若再加上卖房搬家会使生活平添更多的压力和疲劳。

也有人急于辞去工作，因为哀伤的消耗使人难以完成曾经是驾轻就熟的工作。但辞职一定要谨慎。要知道当您辞职后无事可做时，因哀伤而带来的心理负担未必会减轻。辞职还会使您的经济状况下降，而经济状况下降往往会导致日后生活的困难，并造成另一种伤害——"二次伤害"之一。所以，与其急于辞职，不如先请一个长假，给自己一个休整的机会。在休假期间，一方面处理哀伤情绪，另一方面在冷静时考虑一下自己的工作，比如是否有更适合自己状况的工作可以选择，考虑一下家庭的财务计划，等等。在冷静时做出的判断对日后长期的生活将会有更积极的影响。

还有人想尽快处理掉遗物。在处理遗物时要格外小心，考虑逝者与您及您家人的关系，以及对遗物的处理方式可能对您以后生活的长久影响。

如果您因种种原因不得不去尽快作出某些重大决定，请和您信得过的亲友商量。在您情绪纷乱、思维困惑，又要作重大决定时，不妨用"旁观者清"提醒一下自己，寻求亲友的建议。有时候旁观者可能也未必清，但当事者多得一份建议可能会给困惑中的自己多开一扇窗。

我们都知道冲动是"魔鬼"，但哀伤往往会使人暂时忘却自己所熟知的生活经验，并去作不合时宜的重大决定，以至于平添一分日后的悔恨，使受伤的心再增一道伤痕。

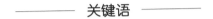 **关键语**

您已失去了挚爱的亲人，您不应再失去更多。生活还将继续，切不要因冲动而造成更多的遗憾 。

如何安置逝者遗物？

　　遗物的处理是每个丧亲者都将面临的问题，如果逝者是自己的配偶或子女，这项工作往往会更为艰难。

　　心理学研究显示，挚爱的亲人离世后，因为爱，生者与逝者的关系不会中断，它会以"持续性联结"的方式把这种关系永久地持续下去直到生命的尽头。

　　遗物有时候对很多丧亲者来说是一种有益的安慰，这也就是人们常说的睹物思人。我们需要知道，尽管遗物无比珍贵，但如果丧亲者过度依靠遗物来维持与逝者的情感联结，则往往容易陷在痛苦的往事中难以自拔。同样，长期过度回避遗物也是不健康的。

　　对逝者的健康怀念需要建立在内心的基础上，丧亲者需要从内心感受到逝者给自己留下的有积极意义的东西，比如通过体会逝者的善良让自己更善良，通过体会逝者对世界的爱让自己去更爱这个世界，让自己尽管在这个世界上饱受磨难，但依然能爱它。建立于内心的积极依恋关系有助于自己在创伤中成长。

处理遗物的方法

往往有些丧亲者想保留逝者所有的遗物，但这并不现实。所以在处理遗物时需要用理性的态度来取舍。以下是一些可供参考的建议。

1. 处理遗物最好和亲属商量，用什么方法、什么时间、什么该保留、什么该放弃，这些都要通过讨论商量来决定，切勿自作主张，冲动行事。

2. 如果处理遗物对您来说是一项艰难而痛苦的工作，那就要做好准备和制订一个计划。这时候亲友的帮助往往更为有益。

3. 分步进行，把容易做出决定的遗物先处理好，把难以决定的遗物暂时打包装箱，等您有精力时再来处理。

4. 来自他人的建议，您若感到不适，可以不接受。请听从自己的内心，只有您最清楚如何才能使自己的哀伤情绪疏解而不是变得更沉重。

5. 处理遗物没有时间的截止期，您的感觉会告诉您什么时间是最合适的。

6. 如果东西太多，请保留您觉得最珍贵的东西，那都是逝者生命之旅的重要伴随物，如照片、影像、奖章、证书等，还有逝者生前特别喜欢的东西，如装饰品、部分衣物、日记、玩具等。

7. 如果适合的话，可以把遗物赠送给亲友或自己使用。

8. 处理遗物会令人难过，它仿佛是又一次道别。但相信自己，您最终能走过这段时光。

9. 克服内疚是处理已故亲人遗物的一个需要应对的问题。"不忍心"和内疚有时可能会像一道无形的墙挡在前面。您要想到，只有内心的联结才是最坚固的联结，也是一种健康的联结。

———— 关键语 ————

一个只知道抱住过去不放的人，是不可能腾出手去接受新的未来的；一个将过去全然抛弃的人，也永远不会懂得爱和珍惜。这也许是处理好遗物的最好的提示。

比较谁的哀伤更痛是一种安慰吗?

对快乐的人来说,攀比是一个偷走快乐的小偷。那么对哀伤者来说,比较是在伤口上撒下去的盐巴。

苦比苦,苦更苦

丧亲者的哀伤痛苦程度会因事、因人、因与逝者的关系及丧亲者的经历而异。有的关怀者爱用比较法去安慰丧亲者,用别人比您更苦来做"开导"。殊不知比较谁的丧亲哀伤痛苦是哀伤关怀中的"大忌"。有一位心理学教授在给失独父母做哀伤辅导时说,你们有哀伤,我也有哀伤。可事实上,他的哀伤与失独哀伤无可比性,后来他的课上到一半就被失独父母叫停了。我曾听到过一位心理咨询师在哀伤辅导中对一位失独母亲说,失独就像失恋,过一阵就会好的。但这两者也根本没有可比性。哀伤研究与干预是一个独特的心理学分支，关怀者需要意识到，哀伤辅导没有触类旁通的捷径。如果缺乏哀伤咨询的知识，仅凭平时生活经验或与哀伤无关的心理咨询经验来做哀伤辅导，则对丧亲者而言往往是有害的。

丧亲哀伤是极具个性化、极复杂的心理反应。当丧亲者失去了亲人时，同时还会失去很多东西，比如依恋关系、生命意义、社交关系、自我身份认知、信仰、生活方式、经济保障等。除非您是当事者，否则您无法理解失去挚爱在丧亲者心灵上刻下的伤痕、留下的痛苦到底有多深。

哀伤具有极其个性化的特点，即使是同类型的丧亲事件，每个丧亲者对痛苦的感受强度和哀伤反应往往也是不同的。用比较法来对承受巨大丧亲痛苦的人来说往往是一种伤害。正如哀伤研究学者弗里德曼（Russell Friedman）博士所说："比较哀伤无异于剥夺人的尊严，因为您不知他人感受却在妄加论断。"

当您不知道如何安慰疏导丧亲者但又想做点什么时，那就选择安静地聆听和陪伴。

———— 关键语 ————

"我曾为自己的鞋子哭泣，直到我看到有人没有双腿。"请记住，这句谚语不适用于哀伤辅导。

如何在哀伤中保护婚姻？

多数的丧亲经历不会对婚姻造成很大的负面影响，但失去子女除外。失去孩子不仅会给丧子父母造成巨大痛苦，还会给很多家庭的婚姻蒙上巨大的阴影。当哀伤父母不能妥善处理婚姻危机时，往往会引发婚变。这无异于雪上加霜，会使哀伤疗愈举步维艰。

失去子女后产生的婚姻危机源于很多因素。一些婚姻基础原来就不牢固的家庭尤其会受到挑战。统计数据显示，婚姻基础好的家庭在失去孩子后离婚率远低于原来婚姻基础有问题的家庭。

哀伤的"自私"是一种无奈

近代哀伤研究显示，由于巨大的丧子悲痛，哀伤父母深陷于内心的痛楚，他们往往没有能力给予配偶充分的关注和帮助，并会显得"自私"，只顾自己的感受而忽略对方。此外，多数人并不明白男性与女性哀伤反应有很多不同之处。夫妻间的相互不理解是婚姻的致命伤,它会形成夫妻思想和感情上的鸿沟,并使夫妻原有的交流桥梁崩坍。而缺乏正常有效的夫妻交流反过来则会加大双方的隔阂,彼此一味抱怨,最终渐行渐远。

在丧子哀伤中,很多人会把愤怒情绪向配偶宣泄。男女哀伤的不协调性,女性在哀伤剧痛期的性冷淡,还有一些为减缓哀伤的不当行为,比如酗酒等,这一切都会把丧子父母卷入难以自拔的婚姻危机的漩涡。

若要不被这黑色漩涡吞噬,最重要的就是夫妻间的理解、包容和沟通。我们需要意识到,急性哀伤剧痛期的"自私"无关乎人品,它只是很多人在巨大打击下的一种自然而无奈的反应。哀伤父母需要知道,男女哀伤反应不同,你们的彼此理解和尊重是应对婚姻危机的最大保障。

沟通是关键

请你们务必保持交流畅通,与自己的配偶坦诚相见,说出自己的真实想法和感受。请你们共同协商如何用积极的方式来缅怀孩子。请给彼此保留适当空间。如有可能,请再生养一个孩子。请互相鼓励用全新的态度去面对一个再也不同于往昔的世界,并在其中寻找新的美好事物。当你们遇到了难以克服的婚姻危机障碍时,请向心理咨询师求助。

婚姻危机在失去孩子后普遍存在，但离婚并不是它的必然结果。在美国，出现婚变的丧子家庭在早年的一项统计中高达 70％。但这种现象在不断变化，2013 年的一项统计显示，婚变只占丧子家庭的 16％。

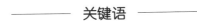

关键语

人与人最远的距离是心，请好好珍惜那个能够懂您心的人。

什么方法有助于缓解哀伤之痛？

如同没有后悔药一样，人间也没有哀伤之痛的解药。哀伤需要去经历而不是一味回避。但在经历哀伤的过程中，我们可以采用不同的方法来缓解哀伤的痛苦，并预防罹患延长哀伤障碍的风险。

由于丧亲者的哀伤各不相同，他们缓解哀伤压力的方式也各不相同。下面是较常见的一些方法。

1. 写感想。有的人不爱向他人诉说哀伤，而更倾向于把心里想说的话写出来。每当写出来之后便会有一种如释重负的感觉，心里轻松许多。也有人会把在阅读中受到启发的东西抄写下来，在哀伤之痛翻滚重涌时，便会阅读自己过去写下的文字，使自己的心境得到一定的纾缓。

2. 阅读。有的人在哀伤中读不进书，但有的人可以埋头阅读。有的人爱读与哀伤疗愈有关的书，有的人爱读小说、杂志或网上的帖子。不管阅读什么，能使人感到轻松的阅读都是有益的。

3. 分享哀伤可以减轻哀伤。把自己心里的话诉说出来是哀伤疗愈最好的方法之一。找自己信得过的朋友、家人或谈得来的人说出自己的内心所想，在诉说中把哀伤情绪宣泄出来，以避免积郁成疾。也有人会对已故亲人说话，旁人也许会觉得有点不正常，但这样若能缓解情绪，也未尝不可。

4. 运动。运动有助于提升大脑神经系统的抗压力。它不仅有助于治疗抑郁症，对疏解哀伤也有很大帮助，特别对于在哀伤中出现失眠症状的人来说，更有帮助。运动形式有很多，比如散步、快走、跑步、打球、健身、游泳、跳舞等。哪种运动若能使您感到舒适，那就去参加。

5. 艺术。艺术活动让人获得追求美的视听享受感和创造美的成就感。摄影、绘画、手工都是有益的心情疏解方式。

6. 个人爱好。有的人喜欢养花、养鱼，有的人喜欢制作影集，有的人喜欢烹饪。做自己喜爱做的事可以让注意力集中，心情放松。

7. 饲养宠物。哀伤研究显示，饲养宠物有助于哀伤缓解。一个忠心于您和需要您照顾的"朋友"，能缓解您在哀伤时的孤独感。

8. 冥想。学习静坐冥想，比如试想把积郁在心中的哀伤情绪一点点通过呼气将它排出体外。

9. 音乐。听自己爱听的音乐。如果一些熟悉的音乐会勾起您的哀伤，那就听新的歌曲。

10. 参加公益活动。这是所有哀伤疗愈方法中最为有效的一种。在公益活动中您可以看到自己的价值，增强自信心。

11. 工作。工作中的成就感对人有积极的激励效应。当然要注意不能把过度工作作为回避哀伤的方法。

以上这些方法仅供您参考。选择哪种方法，则完全取决于您自己。只要您感到适合自己，既健康又不影响他人，那就让自己行动起来。

———— **关键语** ————

世上没有完美的哀伤疗愈之法，只有最适合自己的方法。每个人要探寻属于自己的路。当您勇敢地迈出探寻的脚步时，路其实已经在您的脚下，并会不断向前延伸。

重返职场需要注意什么？

已故亲人的后事办理结束了，有些丧亲者需要重返职场。如果已故亲人是正常逝去，如年迈的老人病逝，多数丧亲者会很快适应，并回到自己的工作岗位。但是如果丧亲者经历的是创伤性丧亲事件，比如年轻的亲人发生了突发性的意外死亡，那么重返职场则需要做适当的准备。

重返职场的益处

有些丧亲者在急性哀伤期内，很容易把自己与社会隔绝。这会引发心理疾病，包括延长哀伤障碍、抑郁症等。而重返职场有助于预防与社会隔绝后可能导致的问题。

哀伤研究显示，对于在哀伤泥潭中陷得太深的丧亲者来说，上班工作往往是一种健康并有助于哀伤修复的方法。当然不能让工作负担太重，否则也可能会适得其反。

回到单位工作，去做自己熟悉而且能够胜任的工作，可以提升自信心和成就感。

重返职场有助于避免个人的经济状况滑坡。而经济状况滑坡往往会使丧亲者经历"二次伤害"，并引发延长哀伤障碍。

回到单位工作，可能会得到领导与同事的关心和帮助，这会让您感到温暖。这种温暖对每一位丧亲者来说都是弥足珍贵的。

此外，回到单位工作，有助于使自己的生活变得有规律，这对健康来说也是极为重要的。

重返职场可能面临的压力

当您重返职场之后，也许您依然被哀伤所困，比如并不是所有领导或同事都能够体谅和理解您的苦衷。人们希望看到的是一个"过去的"您，或者希望您马上回到一个"过去的"您。如果您不去刻意掩饰您的哀伤情绪，也许会使人避而远之，那个您曾经熟悉的工作环境可能会变成一个令人有压力的、陌生的、冰冷的场所。

在丧亲后的急性哀伤期，您也许会发现自己注意力不能很好集中，工作效率会下降，也可能会犯一些以前从不会犯的错。领导、同事以及自己对此都感到不满。这时您可能会有挫败感，心里更加难过。

单位里同事们在交谈时，也许不经意间会触及您的痛点。在急性哀伤期，您会分外敏感并容易被触痛。

重返职场的建议

1. 如果您不希望同事们一次次向您提问丧亲事件，您可以请信得过的同事转告其他同事。也可以让信得过的同事把您所经历的丧亲事件转告给与您有密切接触的同事，这样您就可以避免一遍遍向人重提令您难过的经历。

2. 对于别人的问候，尤其是不适当的问候，诸如"您还好吗?"，要有准备和理解。

3. 对于同事无意间说了触痛您的安慰话时，要理解和包容，因为他们没有您的经历和体验，他们不知道该说什么或不该说什么。

4. 对于让您感到温暖的问候，说声"谢谢!"。如果不确定同事能否接受您的情绪宣泄和倾诉，请不要把他/她作为倾诉对象。此外，您没有必要去和任何人分享您的经历。

5. 请原谅那些在哀悼期一直没有和您联系而你们以前关系很好的同事。很多人不知道怎么安慰人，也有人可能有创伤经历，他们在用沉默和回避保护自己。

6. 如果感到工作压力太大，请不要硬撑，您需要和领导商量，给您适当减轻压力，给您一点时间适应和调整。

7. 保持合理的工作节奏，不要给自己施加太大的压力，更不要通过不停地工作来回避哀伤感受。

8. 如果您希望和别人分享您的感受或宣泄您的情绪，请选择善解人意的同事，最好是和您有类似经历的同事。但要注意对方是否确实愿意倾听。

9. 如果您发现自己注意力难以集中，时而胡思乱想，时而丢三落四，不要沮丧，这是一种在急性哀伤期常见的现象。随着哀伤的减缓，您的注意力集中能力会提升。您也可以请同事或领导适当地提供帮助，比如检查您的工作，以避免出错。

10. 当您同时要处理很多工作时，最好列出一个工作优先顺序表，每天查看调整，以防忘记或遗漏。

11. 如果您觉得有关丧亲事件的思绪在工作时经常会闯入您的脑海，那么花一分钟时间，把它们写下来，下班后回家去看。整理出来，给自己提醒。

12. 为自己寻找一个小"避难所"。当您感到心里特别难过，想哭的时候，到那个"避难所"待一会儿。那里可以是一间空屋、厕所或浴室。

13. 不要拒绝同事给您提供的帮助。您也许想表现"坚强",也许不想被"怜悯",但是您不需要表现坚强,您可以做一个"弱者",因为哀伤是您的权利,不要把它视为软弱,获得适当的帮助是您的正常需要,不要把它视为接受"怜悯"。

14. 保持一颗感恩的心。对所有给您提供帮助的同事和领导心存感恩,表示感谢。您可以送给他们一些小点心,或者小礼物,以示谢意。这会有助于增强自己和同事及领导的关系,帮助自己渡过最艰难的时期。

15. 注意在工作间隙给自己一点放松的时间,您可以散步、深呼吸,或者冥想。

16. 注意饮食健康。在上班时要保证自己的饮食和营养,身体健康是做好工作及哀伤疗愈的重要保证。

17. 如果您感到自己很长一段时间都不能正常工作,请寻求专业人士的帮助。

—————— 关键语 ——————

工作是人生的一部分,对丧亲者来说,它有时可以帮助您疗伤,有时会加重哀伤,而适当的方法有助于实现前者。

如何疏解儿童哀伤?

根据"福尔摩斯-拉赫生活压力量表(非成年人)"测试发现,父母死亡的孩子得分最高,是 100 分(父母离婚为 90 分)。由美国精神医学学会出版的《精神障碍诊断与统计手册》是一本在美国及世界多数国家(包括中国)最常用的诊断精神疾病的指导手册。根据 2013 年发布的第 5 版(DSM-5)附录指导意见,如果儿童在丧失亲人(不限于父母)后持续表现出严重哀伤症状超过六个月,并出现学习、生活等能力下降,就很可能患上了延长哀伤障碍。美国心理学会出版的《儿童的哀伤》一书指出,儿童哀伤的同时可能会出现抑郁症、创伤后应激障碍和焦虑症。

哀伤儿童需要帮助

如何才能引导丧亲儿童拥有健康的心理,并在未来的生命历程中不断成长？心理学界有很多很好的建议，下面列举一部分基本上达成共识的建议。

1. 帮助年幼的孩子理解死亡。养育者需要帮助年幼儿童理解：死亡是不可逆转的，不是一次"远足"；死亡是身体器官停止了工作，不再需要食物和空气；所有的生命包括动物、植物和人终将都会死亡；死亡是有某种具体原因的，比如生病或事故等。在和儿童解释死亡时要注意温和、坦诚和直接。不要用"永久地睡着了"或"走了"。请温和地告诉孩子真相。

2. 葬礼。孩子所爱的亲人去世后，就是否愿意去参加葬礼，父母需要征求孩子的意见并尊重孩子的意愿。葬礼不仅可以帮助年幼的儿童理解死亡，也给孩子一个向亲人告别的机会。参加葬礼前，父母需要向孩子解释葬礼是怎么回事，并鼓励提问。在葬礼中，孩子需要有人陪伴。葬礼结束后，要和孩子交流感受。

3. 丧偶父母的情绪控制。丧偶父母的精神及健康状态对孩子的哀伤反应和应对哀伤的方式有极大的影响。所以丧偶父母把自己照顾好十分重要。您的言行是孩子的榜样。

4. 丧偶父母的养育方式。不同的养育方式对孩子的影响很大。家庭需要尽可能地保持原有的养育方式。

5. 共享情感。不要因为害怕孩子会难过而掩饰自己的哀伤。您可以在孩子面前适度地表现您的哀伤和思念。您需要和孩子一起怀念逝者。

6. 允许孩子提问和表达自己的感情。孩子在失去亲人后也许会提很多问题，也许会有情绪波动，父母要鼓励孩子提问和表达自己的感情。

7. 设立正确期望。父母不要期望和鼓励孩子用"坚强"的态度来压抑哀伤。哀伤是爱的一种形式，是人类的正常情感。用压抑来表现"坚强"不是真正的坚强，相反，它可能会影响孩子日后的心理健康。孩子有权而且应该流露和宣泄悲伤情绪。

8. 不要特殊化。对丧亲儿童给予帮助并不是要让他们感到自己是特殊的。相反，要尽量让他们感到自己并没有被特殊看待和对待，这会有益于他们保持良好的自尊和自信。

9. 学校配合。孩子的哀伤疗愈需要社会支持。学校是一个重要的支持源。丧亲家庭和学校保持联系并及时沟通信息，将会有效地帮助有需要的丧亲孩子的哀伤疗愈。

10. 专业人员的帮助。如果家长发现孩子长期陷于哀伤并影响了学习和健康，就要及时寻求专业人员的帮助。

—————— 关键语 ——————

丧亲之痛无法避免，帮助孩子应对哀伤，仅靠爱是不够的，还要有适当的技巧和方法。

为什么要警惕"周年纪念日"？

很多人会问，丧亲者的哀伤会持续多久？不仅经历哀伤痛苦的人会自问，他们的亲友也会问，"什么时候才能走出来啊？"

哀伤没有时间表

对于很多丧亲者来说，哀伤没有时间表，没有终点站，更没有"毕业证书"。

有时候，您发现自己的心情从哀伤的幽谷中一点点攀爬出来，重新看到灿烂的阳光和多彩的世界。有时候您会突然重新坠入谷底。这种反复在丧亲者逐渐适应丧亲的经历中是正常的。即使在丧亲若干年之后，这种反复依然有可能出现。在某些特殊的日子，尤其是亲人的死亡周年纪念日前后的一段时间，哀伤浪潮可能会突然涌来，搅翻了似乎业已平静的心绪。

哀伤研究显示,丧亲者在周年纪念日即将到来时,其哀伤痛苦程度会不断上升。2012 年瑞典学者对 20 000 多名失去子女的母亲调研发现,在子女死亡周年纪念日的前后三天,丧子母亲的死亡率是平时的二倍多。

除了周年纪念日,其他的一些特殊的日子,如逝者的生日、中秋节、春节等,往往也可能会令丧亲者重新深陷痛苦。

做好情绪反复的准备

哀伤来源于对逝者的爱,只要有爱,哀伤就会一直存在下去。但哀伤情绪的巨大反复,是需要提前做好准备来应对的。下面是一些可供参考的建议。

1. 回忆美好。尽量多回忆有关逝者的美好和令自己轻松愉快的往事。

2. 回顾一下自己在过去的一年或几年里走过的路,自己在做什么事时心情最为放松,那就尝试着去做令自己感到喜悦轻松的事。

3. 用适当的仪式向逝者表示怀念。可以是写封信,写一篇文章,搞一个小小的纪念活动,点燃一根蜡烛或一炷香等。

4. 以逝者的名义捐献或参加公益活动。

5. 和与自己有共同经历的人或知心朋友交谈。

6. 注意照顾好自己的身体，保持健康的饮食、睡眠和运动。

在特殊日子里如何应对哀伤并没有"统一指南"，关键是要做好准备。任何一种方法，只要让您感到温暖，那就是适合您的方法。

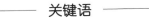

关键语

特殊日子的到来有时犹如步步逼近的严冬，请做好准备，在严冬到来时，点燃能让自己感到温暖的篝火，在跳跃的火苗中与您所爱的人重逢。

如何与已故亲人保持健康的持续性联结？

1917 年弗洛伊德（Sigmund Freud）在他著名的《哀伤与抑郁》一文中提出了"哀伤工作"理论，他认为，丧亲者要完成哀伤工作，必须要切断与逝者的情感依恋。这个理论曾经在很长一段时间广为流传和使用。

"持续性联结" 的提出

1996 年丹尼斯·克拉斯（Dennis Klass）等一批心理学家对弗洛伊德的观点提出反驳。他们在《持续性联结：重新理解哀伤》一书中，把生者对逝者的情感依恋称为"持续性联结"。这种联结关系是正常的，并不应被视为病态的；这种情感联结会一直持续下去，而不会有一个结束或"完成"的终点；丧亲者处理好持续性联结关系有助于健康地应对和适应哀伤。这个革命性的哀伤理论为后来的哀伤研究和干预扫清了障碍。

在现实生活中，生者与已故亲人的心灵联结屡见不鲜。很多人在丧亲初期（剧痛期）会不停地思念逝者，仿佛听到或看到逝者，滞留在自我感觉能与逝者更接近的地方，不断接触逝者的遗物，也有人会回避逝者的遗物。随着时间的流逝，人们会用不同的方法继续与逝者保持心灵上的联结，比如思念或使用各种不同的方法和仪式来怀念逝者。

持续性联结的方式和它在内心的强烈程度与丧亲者和逝者生前的依恋关系有关，通常越依恋，联结的纽带就越强。

既然持续性联结是必然的，那么如何处理好这种联结关系就是哀伤疗愈中极为重要的工作。下面我们来看一下哪些联结方式是健康的和有益于哀伤疗愈的。

有益于哀伤疗愈的持续性联结

有益于哀伤疗愈的持续性联结更注重内在的联结而不是仅仅依靠外在的形式。以下是一些内在联结的例子。

1. 在生活中能够从逝者那里得到有积极意义的启发，比如热爱生活、珍惜生命、注意健康、助人为乐、善良宽容等。

2. 在思念逝者时，除了哀伤，还能感到温暖和愉悦。

3. 在遇到困难时，能用逝者来鼓励自己，振作精神和充满勇气。

4. 在面对未来时，能接受逝者已逝的事实，能带着对逝者的爱和抹不掉的哀伤，用积极的态度去适应故人已去的新生活。

5. 去做逝者想做而未能完成的事情。

6. 用能让自己感到舒适的不同仪式或方式来悼念逝者。

7. 去做逝者会为自己感到骄傲的事，比如以逝者的名义去从事公益活动。

8. 与逝者保持正常的心灵交流，这可以是与他人或对逝者说话，或用笔写下对逝者的怀念，并在怀念中给自己温暖和鼓励。

9. 处理好逝者的遗物，比如制作影集相册。这里需要注意的是，我们需要逐渐地采用更多的内心的联结而不是过多地依赖外在形式或物件，比如借遗物来与逝者保持联结。内心的联结才是一种最有力量的联结。

"外在联结"就是过度使用外在形式或遗物来怀念逝者，有一些极端的外在联结方法往往会有悖于当地民俗文化传统，比如平时吃饭永远多放一双碗筷供逝者"使用"，把逝者的卧室改为永久的灵堂等。过多地依靠"外在联结"往往会增加延长哀伤障碍的风险。

请记住，用积极健康的方法来处理好生者与逝者的持续性联结关系，重新安置好已故亲人在我们心中的位置，是哀伤疗愈的重要过程。

————— **关键语** —————

死亡可以夺走生命，但不可能夺走我们对生命中最宝贵的亲人的爱。我们应该珍惜这种特殊的爱，并从这种爱中获得应对苦难的力量。

为什么"同质互助"有助于哀伤疗愈？

　　丧亲者在失去亲人后，有很多哀伤反应很难得到他人包括亲友的理解。大家会对丧亲者的哀伤反应感到束手无策，不知如何是好。有人觉得丧亲者的哭诉宣泄好像是"祥林嫂"，有人觉得丧亲者的哀伤反应是懦弱，甚至因此而产生反感。有人好心说错话，有人好心做错事，使丧亲者更痛苦。久而久之，有些亲友会回避丧亲者，而丧亲者则会逐渐失去社会资源的支持，包括亲友的支持。

同质互助

　　在哀伤疗愈中，同质互助是指有相似丧亲经历的人在一起抱团取暖、互相倾诉、互相帮助、互相学习、互相支持，提升自我价值感，克服自卑感和孤独感。

　　1960年初，心理学家菲利斯·西尔弗曼（Phyllis Silverman）博士开始对丧偶女性的哀伤疗愈展开研究。她把她们组织成互助小组来互相帮助。通过研究她发现，有近似经历的丧亲者彼此可以提供及时有效的相互疏导和帮助，她称其为丧亲者的"第一道防线"。因为这是一道最易得到，并能获得极大哀伤疗效的"防线"。

这个理论很快便在丧子父母互助疗愈的实践中得到了证实，并被心理学界所接受。美国的"善爱之友"组织，从1969年7个丧失子女家庭在一家医院小会议室的活动开始，在不到50年的时间，成长为有30多万会员的公益组织，并有4 000多名志愿者，其中多数人同时也是丧亲者。仅在2017年它就为美国100多万丧子父母提供了有力的哀伤疗愈帮助。

心理学家认为，对丧子父母来说，谈论对孩子的思念和宣泄内心的苦楚对疗伤及重建生命意义和建立"新我"至关重要。但和亲友谈论这些话题有时是十分困难的，人们不愿意或者不知道如何谈论这个话题。也有人对这些话题甚至会反感和歧视。而丧子失独父母抱团取暖的互助活动恰恰可以避免这个问题。

在这个特殊的互助群体中，因为有共同的经历，丧子失独父母可以彼此理解，敞开心扉。他们会不存忌讳地谈论自己逝去的孩子，展示他们的照片，表述内心的思念或痛苦。在这里他们不用担心可能会受到任何误解排斥。此外，彼此正面的鼓励安慰为正在痛苦中挣扎的父母提供了有效的心理疏导。根据2018年对一个失独微信群的调查统计显示，超过80％的被调查对象认为，参加失独网络群或失独父母抱团取暖活动对哀伤心理疗愈"非常有帮助"。事实上，我国有不少失独父母群确实起到了心理咨询师所不能替代的积极的哀伤疗愈效果。

在国外，同质互助在其他不同的丧亲群体中也得到了广泛的应用，包括有相似丧亲经历的青少年群体、丧偶的女性群、丧子的父亲群、因车祸失去子女的母亲群等。

──── 关键语 ────

丧亲也许会使您感到孤独无援，无处宣泄内心的哀伤。请寻找和您有相同经历的人，他们可能比您的亲友更能理解您。他们可能是您在寒夜中温暖的篝火，帮助您在无望中看到希望。

如何应对亲人临终前的预期性哀伤?

当您看着自己的亲人在病榻上一步步离您远去,任凭您如何祈求,却无法改变亲人每况愈下的病情,您知道您的亲人弥留于世的时间不多了。您万般不舍但又万般无奈,您为即将到来的永别而哀伤。这也就是心理学家所说的"预期性哀伤"。

预期性哀伤

预期性哀伤不同于其他哀伤,它发生在亲人尚未离世的生命晚期。尽管这与死亡后的哀伤不同,但预期性哀伤同样可能会带来许多常见的哀伤反应,比如悲伤、愤怒、孤独感、健忘和沮丧。虽然有研究显示预期性哀伤比突发创伤性的哀伤令人较能承受,但是没有一个丧亲者的经历与他人是相同的。有人在预期性哀伤过程中同样也会出现严重的哀伤反应。因为在亲人死亡前,您会为亲人即将离去而难过。您知道，你们曾共享的希望、欢乐、支持、亲情之爱以及您的身份、经济保障都将会发生变化。此外，您往往还要强忍悲痛照顾病人，您感到筋疲力尽。这一切都可能加重您的预期性哀伤反应。

基利兰德（G. Gillilland）博士有一项研究显示，约40％的丧偶女性在丈夫死亡前所承受的哀伤痛苦比死亡发生后更难以承受。

还有研究显示，处理好预期性哀伤，将有利于丧亲者适应即将发生的丧亲事件。

如何应对预期性哀伤

1. 了解病人的状况。这包括了解疾病、症状、不同治疗方法及副作用、痛苦程度及后果。您需要了解病情的发展和做好必要的思想准备。

2. 接受现实。有时您看到亲人临终前十分痛苦，也许您希望这一切赶快过去，好让病人早点"解脱"痛苦。请不要为此感到内疚，这不是您不爱自己的亲人，而是您不忍看到亲人受苦，那正是您对亲人的爱。

3. 接受预期性哀伤。预期性哀伤反应是正常的，这是人类对丧失亲人的正常反应。

4. 梳理情感。考虑使用日记、艺术、摄影或其他方法来表达自己的思绪和情感，如对即将来临的死亡的思考、失落感及对未来的想法等。尝试用积极的思维去面对它，这也可以帮助您了解自己的需要，并去应对困惑您的情绪和认知。

5. 与他人保持联系。您需要照料临终亲人，您感到哀伤。但是当您把所有时间都花在了看护上，您可能会感到自己是完全孤独的。请寻找同类病患家属，或有相似经历的朋友交流而不至于陷入孤独。

6. 预期性哀伤并不意味着您要放弃。有时候，我们接受亲人生命不久将结束，任何无效的创伤性抢救只能造成更大的痛苦的现实。如果您了解亲人的意愿，您可以拒绝接受医生提供的建议以减少亲人的痛苦。也许这可能会带来"内疚感"，但请相信您的爱和您亲人对您的理解。不要被旧习俗或"道德"绑架，否则这只会加重您的哀伤。

7. 度过有质量的弥留时间。考虑一下和您所爱的人如何一起度过最后的时间。请尽您所能，与您所爱的人用有意义的方式一起度过剩余的时光。轻轻地按摩也许是有帮助的。如果您所爱的人愿意接受，您可以讨论一些实际问题，例如生前契约和丧葬安排，以确保您能够实现亲人临终的意愿，而不是让他充满困惑和猜测。请为亲人创造快乐时光，比如带病重的妈妈出去呼吸新鲜空气，陪她聊天，如果可能的话，做些

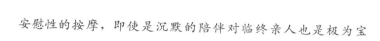

安慰性的按摩，即使是沉默的陪伴对临终亲人也是极为宝贵的。

8. 与人交流。正如我们每个人的经历不同，我们的预期性哀伤也不同。请与家人亲友保持交流和沟通，帮助大家更好地相互理解、彼此配合。

9. 照顾好自己。如做瑜伽，进行冥想，写下如何照顾自己的想法等。

10. 寻求帮助。照顾病人和预期性哀伤过程可能是一条漫长的道路。请评估一下有什么资源，比如亲友、社工、义工可能为您提供帮助。

11. 必要时考虑心理咨询。如果您对预期性哀伤情绪感到不知所措，自己的正常生活功能开始出现障碍，那就要考虑寻求专业人员的帮助。

12. 理解死亡后的"解脱感"。有些病人的病情长期拖延，也有病人在临终前经受极大的痛苦。当死亡发生时，您也许会有一种"解脱感"，但也会为此产生内疚。请记住，在预期性死亡发生后感到"解脱"并不意味着您不再爱这个人。这是您在充满巨大压力的生活状态变化后的正常反应。因为您需要调整自己去面对一个逝者已逝的"陌生世界"。

13. 不做无意义假设。不要认为您经历了预期性哀伤，在亲人故世后您的哀伤会减缓。哀伤过程没有统一的模式。比如失去病逝的孩子，对父母来说，将是一种终身的创伤，预期性哀伤只是他们在失去孩子后的痛苦历程的一个"前奏"。

14. 学习控制情绪。也许有人会担心去看望病危的亲人时无法控制自己的情绪，使得亲人更加难过。请记住，即使您很难控制自己的情绪，您的亲人还是希望您去探访。否则您可能会给自己和亲人留下终身的遗憾。

15. 帮助亲人自我调整。这要和相关的临终关怀机构合作，共同努力减轻亲人对死亡的恐惧。请寻找这样的机构或心理咨询师。这对您自己也是一次有意义的生命教育。

16. 帮助亲人做有益心情的事。国内外很多研究显示，坚持录音、写日记或随笔是一种放松心情的好方法，有助于减轻临终前的恐惧和困惑，使临终前短暂的时光变得更有意义。

17. 关注孩子的感受。孩子也会有预期性哀伤。但与成年人相比，大多数孩子表达自己哀伤的机会较少。有研究显示，没有机会感受或表达哀伤的孩子在以后的生活中更有可能患上焦虑和抑郁症。

18. 儿童需要一个安全的地方来表达自己的情感。如果即将去世的是孩子的父母或感情亲密的祖父母，其他亲人也需要向孩子提供帮助。有一项研究显示，多数处于癌症晚期的父母其实并不知道自己的孩子有多么痛苦。然而,该研究显示出一项颇有积极意义的结果,即晚期癌症患者的孩子比其他孩子更重视家庭成员关系和日常生活中的重要事件。事实证明,围绕死亡的公开交流可以帮助孩子减轻焦虑、沮丧的情绪及行为问题。其他亲人要告知孩子们,他们在以后依然将会得到照顾,并且不会被遗弃。

19. 写信。写信有助于缓解面对即将来临的死亡的悲伤。例如,您可以给病危的亲人写一封信,说出您想要说的话。如果您是病危者,给您的家人写信,表达自己的爱和关怀,这对后人也是一份无价之宝。

20. 综合应对方法。综合应对方法可能对病危者及其亲人都有帮助。这些方法包括:冥想、艺术疗法、按摩疗法等。

21. 灵性和信仰。根据 2019 年发表在《疼痛与症状管理杂志》上的一篇论文,对于弥留于世的人来说,家人及朋友的信仰有助于提升临终前的生命质量。

22. 保持幽默感。美国《临终关怀与姑息治疗杂志》文献显示,在接近生命的尽头时,幽默可以疏解患者和家人的情绪。幽默包括喜剧、相声、小品、笑话、段子等,它有利于调整情绪。现在,国外一些癌症治疗中心正在为晚期癌症患者提供笑声疗法。这里有一个很好的例子(当然它不一定适合所有人)。

四个朋友在一起谈论死亡。其中一个人问："当你躺在棺材里，朋友和家人聚在你身边，你希望他们对你说些什么？"第一个人说："我希望他们向我三十年来的杰出领导致敬。"第二个人说："我想作为一个出色的丈夫和负责任的父亲而被人铭记。"最后一个人坦率地说道："我希望听到他们说'停止葬礼，他正在动呢'！"

23. 宽恕。学会宽恕自己和学会宽恕他人一样重要。预期性哀伤会产生复杂的情感和愤怒情绪，家庭成员之间的彼此抱怨可能也会变得很强烈。但这正是解决分歧的时候。宽恕的第一要务就是学会倾听。很多时候分歧来自交流不畅。给自己和他人一份宽恕，是摆脱抱怨和痛苦的最有效方法。

24. 感恩和感谢。请向病危亲人和所有帮助过您的人感恩。感谢他们为您做的一切。这会使病人得到安慰，使帮助过您的人更愿意在死亡发生后继续帮助您，使您感到温暖和对生命意义依然抱有信心。

25. 向亲人道别。告诉您的亲人，您爱他/她。询问亲人还有什么需要嘱托的。

26. 向亲人道歉。如果您过去做过或说过什么令亲人伤心难过的事或话，请在这时候表达您的歉意。相信您的亲人会原谅您。因为当死亡来临时，很多往事即将成为云烟，唯有对亲人的爱永存。

—————— **关键语** ——————

死亡是上苍给人类设置的一条最公平的法则，无论贫富贵贱、圣人草民，在这个法则面前人人平等，没有人能够规避这条法则。在无限的时间长河中，人的生命何其短暂。抱着向死而生的态度，好好珍惜生命、珍惜当下，是您在应对死亡和预期性哀伤时所应持有的态度。

如何在创伤中成长？

当死亡挟走了您的挚爱，您也许会感到自己的生命再也不完整了，您的未来再也不是您所曾经憧憬过的那样。您也许会感到进入了一个没有出口的黑暗隧道，迷失在不见天日的莽莽森林，或是被禁锢在一座无形的高墙之内。您会感到哀伤、孤独、自卑、绝望、软弱、无助……您被苦难紧锁而又无力挣脱，就像奥斯威辛集中营的囚犯。

有一位犹太裔心理学家，名叫维克多·弗兰克尔，他曾经就是奥斯威辛集中营的一名囚犯。在集中营，苦难和死亡紧紧伴随着每一个囚犯，似乎没有任何人有力量去和苦难抗争。但他注意到有一些囚犯在绝境中依然保持着积极的心态，而另一些囚犯虽然没有死于纳粹的屠杀却死于自己的绝望。他看到那些保持积极心态活了下来的囚犯都有一个共同点，那就是他们拥有对生命意义的积极认知。

纳粹杀害了弗兰克尔的父母、妻子和几乎全部家人。他幸运地活了下来。离开集中营不久，他用九天时间完成了一部举世闻名的著作——《活出生命的意义》。他开创了著名的"意义疗法"，并帮助了无数在二战中饱受苦难、丧失亲人的读者。

"意义疗法"核心

1. 无论在什么情况下，人的生活都是有意义的，即使是最悲惨的生活。

2. 我们生活的主要动力是我们拥有在生活中去寻找意义的意愿。

3. 我们拥有寻找意义的自由，当我们面对不可改变的痛苦时，我们依然拥有选择采用什么态度和方式去应对苦难的自由，这本身也就是一种意义。

意义是什么

"意义疗法"学者对此有很丰富的阐述。总之，任何能使人对生活和生命抱以积极态度的目的、工作或过程都可以被视为有价值的意义。

爱自己的家人是一种意义。

珍惜生命、爱护自己是一种意义。

去做自己喜爱的事是一种意义。

去做自己感到会令逝者觉得骄傲的事是一种意义。

助人为乐、帮助弱者是一种意义。

为国家民族的振兴增砖添瓦更是一种崇高的意义。

……

我国学者所从事的一项对 240 名失独父母的研究显示，多数对生活现实适应较好的失独父母对生命意义有积极的认识，包括再生养/抱养孩子、夫妻互相抚慰、自娱自乐、同质群体抱团取暖、同情受苦的弱者、回报社会以及建立信仰等。

意义是多元而丰富的。更重要的是，即使我们无法克服苦难，我们也永远拥有选择如何面对苦难的自由，那种态度本身不就具有一种极为宝贵的意义吗？

———— **关键语** ————

苦难可以将人打入尘埃，也可以使人更坚强地站起。一场灭顶之灾的苦难经历未必一定要以伤痛谢幕，它还可以使人在寻求或感受生命的新的意义过程中拉开新的序幕，使我们在苦难中浴火重生，凤凰涅槃！

丧亲者如何保持睡眠质量?

有一种常见的哀伤反应，那就是睡眠质量下降或严重失眠。失眠会影响人的身体健康，会引发心血管、消化系统疾病，使免疫系统功能下降，甚至引发一些精神障碍。

失眠的主要症状

1. 入睡困难：失眠患者在床上辗转难眠、无法入睡。有的人头一碰枕头，大脑就立刻兴奋起来，睡意全无，不愉快的情绪也紧跟着在头脑中浮现。

2. 易醒及醒后难以入睡：失眠的患者常会出现易醒及醒后难以入睡，也有人在两三点钟醒来就再也睡不着了。

3. 睡眠质量差：许多患者虽然能够入睡，但不能深睡，有时一
夜都是似睡非睡。

4. 多梦：失眠的人还很容易做梦，有人经常做噩梦，吓出一身
冷汗，紧张心悸，再也无法入睡。

5. 白天无精打采：这是失眠患者的常见问题，有的人还会出现
白天嗜睡。也有人身体感到不适，如四肢无力、头晕、心悸
气短、注意力不集中等。

如何提高睡眠质量

治疗失眠的认知行为疗法（CBT-I）在国际医学界已经广为普
及。美国睡眠基金会、哈佛大学医学院等都把它作为治疗失眠的主
要方法。它不需要药物，但需要患者自己有意识地控制，方法简单
易行，效果显著。

CBT-I 认知疗法

人们对睡眠往往会有一些错误的认知，比如一个人一定要有高
质量的 8 小时睡眠，如达不到就心绪不安和焦虑。CBT-I 认知疗法
就是通过调整认知来使人放松。《哀伤理论与实务：丧子家庭心理疗
愈》一书中详细论述了正确睡眠认知与错误睡眠认知，如下表所示。

睡眠认知对比

错误认知	正确认知
我应该能够像正常人那样，每天可以正常睡觉	很多人都会有失眠问题，只要我坚持练习，我就能够睡好
今天晚上我肯定又睡不着了	不必每个晚上都睡好，今天睡不好明天可能会睡好
如果我今天睡不好，明天工作就会出问题	睡不好是会疲劳，但我明天的工作依然可以完成，因为我有整晚时间休息和放松
一切都失去了控制，我再也不可能有正常睡眠	失眠是可以治疗的，不焦虑才能治好失眠问题
今晚我至少要花一个小时才能睡着	多长时间睡着不重要，我所需要关注的是进行睡眠练习

通过上表我们可以看到，有哪些常见的关于睡眠的错误认知是需要调整的，哪些认知是有利于睡眠的。正确的认知将有利于我们放松心态，这对治疗失眠是最为关键的。

CBT-I 行为疗法

关于 CBT-I 行为疗法，我在《哀伤理论与实务：丧子家庭心理疗愈》一书中也做过讨论，并列出了详细的方法。这些方法的目的主要是建立健康的睡眠习惯。以下是一些常用的方法。

1. 刺激控制法。设置有规律的作息时间。把床主要用于睡眠而不是工作和看手机或电视。如果 20 分钟之内毫无睡意，那就离开卧室，去另一个房间慢慢踱步，或读些轻松读物，听些轻松音乐，等确实困了再回卧室。

2. 睡不着时减少卧床时间。这会使当晚睡眠时间减少，但有助于第二天的正常睡眠。

3. 避免睡前兴奋。在睡觉前的三个小时内不要做剧烈的体育运动，不要喝会使人兴奋的咖啡或茶水，不要看使人过于兴奋紧张的电视或参加令人兴奋的社交活动。晚餐到睡觉至少间隔两个小时，且不宜吃得过饱。

4. 营造良好的睡眠环境。安静、黑暗（必要的话可戴眼罩）及温度适宜。不在卧室放电视，不把闹钟面对自己。

5. 不在睡不着时玩手机。黑暗中手机发出的光易刺激大脑兴奋。

6. 放松训练。比如放松肢体、冥想、深呼吸等。

7. 矛盾意向法。睡不着时，不去刻意非要让自己入睡，而是有意识地让自己保持清醒。这样反而可以减少压力，便于入眠。

8. 运动有助于睡眠。每天保持适当的运动对失眠也会有很好的帮助。

安眠药的使用

在急性哀伤期，人的生物钟被打乱，有人也许几天几夜不能入睡，或在很长一段时间内一天只能睡 2～3 个小时。这时候就要去看医生，或许要服用适当剂量的安眠药。安眠药会有副作用，但是它比长期严重睡眠不足对身体的负面影响要小，因为后者可能会把身体完全拖垮。所以要遵循医嘱，综合考虑。

—————— **关键语** ——————

哀伤消耗了我们巨大的心力和体能，但我们的生活还要继续。而睡眠可以帮助我们补充未来艰难跋涉所需的能量，可以保障我们在至暗时刻不会丧失前行的勇气。调整好睡眠有助于您应对"新世界"的挑战并最终逐渐适应它。

什么食物有助于哀伤疗愈？

哀伤和抑郁往往结伴而行、相互影响，这里除了心理因素的影响外还有生理因素。近年来脑科学的快速发展越来越多地揭示了大脑的运作机制及不同营养对大脑功能的影响。有关什么食物有助于提升大脑的抗压能力及缓解抑郁的研究成果，为我们提供了一种全新的应对哀伤的辅助方法。

有助于抗抑郁的食物

今天，人们都知道食补有助于脑神经系统的健康及情绪调整，比如缓解抑郁、焦虑等。科学家也发现缺乏长链 ω—3 脂肪酸、B 族维生素、锌、镁和维生素 D，与抑郁症的病理生理学有关。但是，到底哪些食物确实对治疗抑郁及抗压有帮助，哪些只是以讹传讹，还有就是在那些已被科学证明是有益的食物中，哪些食物中含有更多可减缓抑郁的营养素，哪些并不多？很多年来，脑神经科学家和营养学家及医学界对此做过很多研究，尤其是近代科学的发展，使得这方面的研究可以得到更精确的量化分析结果。

2017 年奥佩（R. Opie）博士的团队发表了其研究成果，他们在众多数据库中搜寻以量化分析为基础的相关文献，研究的时间跨度从 1971 年至 2014 年。他们的研究显示出以下饮食方式有利于抑郁症的防控。

1. 遵循传统的饮食方式，尤其是地中海、日本的饮食方式。

2. 多吃水果、蔬菜、豆类、坚果，以它们为主食。

3. 多吃富含 ω—3 不饱和脂肪酸的食物，鱼类富含这类营养成分。

4. 少吃加工和快餐食品、糖果、甜食、精加工的谷类。

2018 年由拉钱斯（L. R. LaChance）博士领导的多伦多大学团队和由拉姆齐（D. Ramsey）博士领导的哥伦比亚大学团队合作发表了他们在这个领域的研究成果。他们同样借助于大数据，研究跨度为 1947—2017 年。研究结果显示，在人体最重要的 34 种营养素中，有 12 种营养素对抗抑郁症是极有效的，包括：叶酸、铁、长链 ω—3 脂肪酸（EPA，DHA）、镁、钾、硒、硫胺素、维生素 A、维生素 B6、维生素 B12、维生素 C 和锌。

在此基础上，他们进而使用抗抑郁评分值 AFS（Antidepressant Food Score）对不同食物做进一步分析。通过 AFS 数据比较，他们找到了抗抑郁营养素最丰富的食物，并列出了这些食物的 AFS 值，该值越高，表示抗抑郁的营养素成分越高。

动物食品

牡蛎 56％、动物肝脏和器官肉（脾脏、肾脏或心脏）18％～38％、家禽内脏 31％、蛤蜊 30％、贻贝 28％、章鱼 27％、螃蟹 24％、山羊肉 23％、金枪鱼 15％～21％、鱼子酱 19％、蓝鱼 19％、狼鱼 19％、鳕鱼 18％、龙虾 17％、虹鳟鱼 16％～17％、蜗牛 16％、斑点鱼 16％、三文鱼 10％～16％、鲱鱼 16％、鸬鹚 16％、鲷鱼（红鱼）16％。

植物食品

西洋菜 127％、菠菜 97％、萝卜或甜菜叶 76％～93％、莴苣（红色、绿色、长叶莴苣）74％～99％、瑞士甜菜 90％、新鲜香草（香菜、罗勒或欧芹）73％～75％、菊苣 74％、柚 59％、辣椒或胡椒 39％～56％、羽衣甘蓝 48％～62％、南瓜 46％、蒲公英 43％、花椰菜 41％～42％、苤蓝 41％、红甘蓝 41％、西兰花 41％、布鲁塞尔豆芽 35％、樱桃 34％、胡桃南瓜 34％、木瓜 31％、柠檬 31％、草莓 31％。

以上研究告诉我们，对于抑郁，不只是药物，适当的食物也会有良好的缓解效果，而且不会有副作用。

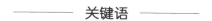

关键语

中国有句古语："药补不如食补。"这同样适用于哀伤疗愈。健康的饮食习惯有利于帮助我们的大脑神经系统更好地应对抑郁，疏解哀伤。

运动能缓解哀伤吗？

当您失去了挚爱的亲人，无论是有准备的还是无准备的，在以后的一段时间内您的生活状态可能会被颠覆，您会感到哀伤和抑郁。而运动有助于缓解抑郁和哀伤情绪。

运动的益处

运动可以使人增强控制感，比如参加一项自己从未尝试过的运动，您发现自己可以做得很好，这会增强您的自信心。

运动使人把注意力放到健康的生活方式中，这对适应丧亲后的生活会有帮助。

运动可以增强人的体质，增加血液循环，这有助于提高免疫系统的功能，减少疾病。而丧亲后紧随而来的疾病恰恰就是"二次伤害"，所以运动可以帮助减少"二次伤害"的风险。

科学家还发现，运动会刺激新神经元的产生，有助于使人保持平静。运动还会触发许多神经递质，如多巴胺，它们对情绪控制有很大作用。大量研究证明，运动对抑郁症具有良好的预防和治疗功能。

运动有助于疏解因哀伤而引发的一些不适的生理症状，如头痛、疲劳、失眠、身体疼痛、食欲不振、乏力等。

避免不适当的运动

应对哀伤要注意心理和生理两方面的调节。如果您长期一直坚持某项运动，尤其是较剧烈的运动，在急性哀伤期，您身心疲惫，您可能会发现自己难以继续过去的运动方式，并为此感到有压力和挫败感。如果您发现您的身体无法很好配合，就不要去强迫自己坚持以前的运动。对有些哀伤者来说，避免剧烈的运动也许是有益的。中等强度或简单的锻炼可能会带来更大的好处。总之，您要尽量避免去做可能会给自己增添挫败感的事情。

拉格斯（L. Lagos）博士说："如果您在丧亲事件之前是一个严格的锻炼者，如果您的身体状态允许，您可以继续这样做。但在经历丧亲之痛的初期，这种运动有时需要调整。"

坚持运动的技巧

美国杜克大学神经行为学者布卢门撒尔（J. A. Blumenthal）博士有一项研究显示，对抑郁症患者来说有氧运动是有效的，在某种程度上这样的运动效果相当于服用某些抗抑郁药。他还提出了坚持运动的七个技巧。

1. 选择您喜欢的活动，贵在坚持。有些运动您一开始不喜欢，但也值得尝试一下，也许试了之后您会喜欢上它。

2. 不要忽略您的脚。购买一双好的运动鞋，请相信您不会为这项投资后悔。

3. 选择好时间。在每天最方便的时候运动。请勿在饱腹或空腹或睡前进行锻炼。如果可能，请在白天进行锻炼，以使自己也能沐浴阳光。

4. 预测可能中止运动的因素并制定简单的应对策略。使运动中止的因素如天气恶劣、工作过于投入、疲劳等。

5. 找个运动同伴。有同伴一起运动有助于使人保持运动的动力。另外，这也是获得社会支持的一种方式。

6. 积极思维。自己给自己打气，并给自己的坚持一个奖励。

7. 体验运动后的感受。运动结束后，请花一分钟时间体验一下
   自己的感受。

─────── **关键语** ───────

一位失去孩子的母亲说："跑步帮助我意识到：'我依然可以很
强大。'一开始，我只是想：'我无法控制生活中其他的事情，但我
至少可以跑步。'后来就变成：'好吧，既然我可以控制跑步，我还
能做点别的什么。'"

第三部分

抚慰哀伤

对抚慰哀伤的关怀者来说，你所传递的光不仅会照亮哀伤者的至暗时刻，它还会照亮你自己未来的生命旅程。

38

什么关怀话是适合说的?

对丧亲者的关爱仅凭满腔热忱是不够的，还需要有关爱的技巧。否则关怀的话语不仅不能起到安慰的作用，相反它还会刺痛关怀对象。关怀者需要知道在安慰人时，什么是适合说的话，什么是不适合说的话。

不妥当的安慰话语

1. "我可以理解您的感受。"这是被批评最多的"安慰话"。这句话会使丧亲者倍感孤独。有些丧亲之痛您没办法理解，除非您有过类似的经历。

2. "您可以重新再生一个或者领养一个孩子。"丧亲者不会觉得这是一种安慰，孩子是父母生命中最宝贵的一部分。您不能说另外再领养或者又生了一个孩子之后，失去的生命就可以被替代。每个生命都极其宝贵，它无法被替代。

3. "您一定要坚强起来（哭也没用）。"压抑哀伤往往会导致延长哀伤障碍，哀伤需要用适当的方式去宣泄。鼓励坚强对丧亲者来说并不妥当。他没有在您面前哭是因为他并不觉得您是一个可以让人敞开心扉的人。您的"鼓励"恰恰会让对方把内心紧锁而不是把痛苦释放。

4. "他太优秀了，所以天堂需要把他领走。"多数人不相信天堂。

5. "所发生的一切是有因果关系的。"这句话的潜台词是您前世或现世没有做好，所以招来灾难。对很多丧亲者来说，这更像是一种变相的谴责。

6. "时间可以治疗一切创伤。"这句话十分空洞。把哀伤看成一个随时间流逝而递减的曲线往往并不准确。失去挚爱如同截肢，最终伤口会结疤，但失去的肢体永远不会长回来。有的哀伤永远不会"好"起来，而是丧亲者学会了和它和平共处。此外这种安慰语还会给丧亲者一种无形的压力——您的哀伤过一阵应该停止。哀伤只能整合，不会消失，哀伤会有反复。

7. "他现在去了一个更好的地方。"这是空洞的安慰话。

8. 比较谁更悲惨。用不恰当的方法来比较谁更悲惨，这对丧亲者来说有时是非常有伤害的。

9. "您一切都好吗?"空洞且令人难以回答。

10. "请告诉我需要我为您做些什么事。"抽象空洞的安慰话。

11. "一切都过去了,把注意力放在今后的生活上。"这是一种变相的指令性语言,不适合用于安慰。

12. "这么长时间过去了,您走出来了吗?"这是一种错误期盼。

13. "您在这件事情的处理上比我想的好得多,您真坚强。"坚强不是以人在失去亲人后会不会感到哀伤来衡量的。这种鼓励听起来更像是说您的心挺"硬"的。

14. "至少他不再受苦了。"这并不适合所有的丧亲者。

15. "您还有别的孩子(或您还有别的家人)。"生命是独特的且不可被替代。

16. "他被风光地安葬了。"这是空洞的安慰,首先死亡不是逝者的痛苦而是生者的痛苦,此外,风光的葬礼只是一个告别的仪式,真正的哀伤过程才刚刚启程。风光的背后可能是没有丝毫风光可言的巨大痛苦。

17. "这一切都是老天(上帝)的安排或是命里注定的。"这并不适合所有的丧亲者。对部分有宗教信仰的人也许有帮助,但在急性哀伤剧痛期，即使部分有宗教信仰的人也不接受这种说法，没有宗教信仰的人对这种说法会比较反感。

18. "都是某某不好。"火上浇油的安慰。因为丧亲者已经很愤怒了，这种安慰起不到任何帮助，只会在火上浇油，使丧亲者更愤怒。

19. "不怪您，是他/她（指逝者）自己不好。"不适当的安慰，中国的传统是"死者为大"。

20. "您的气色真好。"如果不了解丧亲者的真实感受，有时候这句话足以筑立起一道隔阂的墙。

适当的安慰话语

1. 没有言语有时是最好的"言语"。前提是可以陪伴在丧亲者身边。

2. "您的哭泣和哀伤都是正常的，因为您爱他/她。"这是温暖的安慰话。

3. "您如果累了，什么也不用说。我会陪着您。"这是温暖的安慰话。

4. "请爱护好自己就像您爱护他/她一样。只要您活着，他/她就会活在您的记忆里。"这是温暖的安慰话。

5. "您不用表现出坚强。哀伤是爱，是人的天性，不是软弱。"这是温暖的安慰话。

6. 每天发一条短信/微信："多保重""睡好了吗?"这会让人感到被关爱。

7. "您每天的饮食都有安排吗?"从中可以看出能为丧亲者具体做些什么，如帮助他买生活必需品。

8. "听到这个消息，我（们）心里特别难过。"丧亲者可以感受到关爱。

9. 告诉丧亲者您和逝者过去在一起度过的有趣或值得怀念或感恩的经历。这对丧亲者来说非常宝贵，丧亲者可以用来整合逝者过去的一些经历和今后对自己的身份认知，积极幽默的往事是极重要的安慰。

10. "您是否需要建立一个网上个人纪念室?"丧礼和悼念是哀伤疗愈的重要一环，对创伤性丧亲者尤为重要 。

11. "您是否希望参加失独父母微信群?"（如果是失独父母）同伴辅导有助于哀伤疗愈。

12. "我们一直会记得他/她。"这是温暖的安慰话。

13. "您是一个好丈夫/好妻子/孝顺的孩子。"这是温暖的安慰话。

14. "如果没有他/她（指逝者）过去对我的帮助，我今天也许还在做傻事。"这是温暖的安慰话。

15. "虽然我无法理解您的感受，但我在这里，一直想着您。"这是温暖的安慰话。

16. "没有人可以预见未来，很多事是难以预测的。"这有助于排解丧亲者内心的愧疚感。

17. "您会经历很艰难的一段时间，但会慢慢放松下来，有人时间长，有人时间短，这都是正常的。"这是温暖的安慰话。

18. "是否能多找一些人聊聊？"提醒丧亲者要宣泄。

19. "首先保护好自己，您还有家人（孩子）需要您照顾。"帮助丧亲者在急性哀伤期转移聚焦点。

20. "您是否考虑过……"或"您是否可以尝试……"帮助丧亲者在急性哀伤期转移聚焦点。

——— 关键语 ———

语言可以是沐浴心灵的春风，也可以是心灵沟通的障碍。当您去关怀他人时，请使用适当的语言，让您的爱能抵达和温暖被关爱者的内心。

39

什么关怀事是适合做的？

关怀者在向丧亲者提供帮助时，首先需要关注的是雪中送炭，而不是锦上添花。与此同时，尤其要注意并不是每一种热心帮助都能起到积极的效果。使用适当的方法是不可忽视的重要环节，否则可能事倍功半，甚至适得其反。下面是关怀者需要注意的一些事项。

不适当的"帮助"

1. 下达指令。比如您"必须"做什么。

2. 设置哀伤过程的期望或时刻表。比如："什么时候您可以走出哀伤？"

3. 提供错误的哀伤疗愈信息。比如道听途说的、未经过科学研究证实的方法。

4. 未经允许自己直接上门提供帮助。缺乏训练的热心的志愿者不经过亲友介绍，自己直接登门。

5. 把逝者的相片放在微信群里。有的丧亲者需要暂时使用回避策略。

6. 替代丧亲者作重大决定。比如如何处理遗物。

7. 向丧亲者提出无益于疗伤的建议。比如申请不现实的补助，或惩罚某人等。

8. 丧亲者无求助愿望，咨询师主动提供帮助。多数丧亲者能在没有专业人员帮助的情况下用适合自己的方式完成适应过程，除非是创伤性丧亲或某些特殊丧亲。

9. 不适当地鼓励哭泣。在丧亲者情绪稳定时，不适当地鼓励哭泣会使丧亲者感到不适。

10. 劝说不要哭泣。哭泣是一种情绪宣泄，有利于释放哀伤，阻止情绪宣泄是不健康的。

11. 重复询问死亡事件。除非丧亲者自己有意愿，否则一遍遍地被要求重复丧亲事件会使丧亲者更难过。

12. 评判议论丧亲者的行为是否妥当。比如"她像祥林嫂""他为什么不哭？"等评判对丧亲者有消极影响。

13. 让自己过度陷于对丧亲者同情的哀伤中。这容易导致"同情疲劳"。

14. 忽略老人和孩子。这是常出现的误区。

15. "孤军作战"。没有调动社会支持系统，忽略"亲友在前"
    原则。

16. 迟迟不做任何事情。半年或一年后才来"关心"。

适当的帮助

1. 了解每个人哀伤反应的不同。接纳不同的哀伤方式。

2. 对有意愿的丧亲者，帮助协调哀悼。比如网上祭奠，可用图
   片、照片、文章等进行网上悼念，这是丧亲者疏解哀伤情绪
   的良好渠道。

3. 保持联系。保持持续的关心，即使是短暂的上门问候或一句
   微信问候也能让人感到自己被关爱。

4. 陪伴。如果丧亲者有需要，而您不知道说什么，沉默的陪伴
   也是一种很好的安慰。

5. 聆听。认真倾听丧亲者的诉说。

6. 用您自己独特的方式表达您的关爱和关心。个性化的关怀使
   人感到更真挚。

7. 提供哀伤科普知识。

8. 帮助丧亲者去认识有共同经历的人。有共同经历的丧亲者在一起有助于减少孤独感，更容易彼此倾诉宣泄。

9. 在葬礼后继续提供必要的帮助。葬礼后突然的安静往往使丧亲者更深地陷入哀伤痛苦。

10. 陪同散步及做一些能令人感到轻松的事。做一些简单且令人没有压力的小事。

11. 婉转拒绝不合理的要求。注意不要去滋长"我丧亲，你们都要帮助我"这样的蛮横想法，但态度和方法要婉转。

12. 做具体的事。从丧事办理到日常生活，提供一些实惠具体的帮助。

13. 注意说话用语的敏感性。尊重我国传统文化，用"离去"等而不是"死去"。

14. 不用外在表现评判丧亲者的哀伤状态。很多时候丧亲者不愿让人看到自己内心的情感。有的人可能外表上表现得很坚强，甚至表现得若无其事，但他/她回到家里眼睛是哭肿的，出门是戴着墨镜的。

15. 特殊日子的问候。节日、生日或忌日来临时，发一个微信问候。

16. 警惕严重的心理异常。警惕过于反常的哀伤反应，及时向专业人员寻求帮助。

—————— 关键语 ——————

　　一个微小而适当的帮助有时可以顶上十句安慰的话。通过做具体的事来表达我们的关爱，有时更能令人感到温暖。

为什么要警惕"同情疲劳"?

很多心理咨询师、社会工作者及健康工作者在刚刚参加工作时，会感到高兴和自豪，因为他们将承担起崇高的使命和责任。他们会为每一个得到自己帮助而恢复健康的来访者而高兴。

当他们日复一日地面对深受不同身心疾病折磨的来访者，当他们一次次听到来访者述说不同的创伤经历，他们会情不自禁地为来访者的痛苦而难过。久而久之，直到有一天，他们开始感到自己身体疲惫、心情烦躁……

这时候，他们可能已经暴露在"同情疲劳"的阴影中。

"同情疲劳"的基本知识

为了便于理解，我们这里将以医护人员为例子来讨论。

同情疲劳主要表现在两个方面：职业倦怠；"替代性创伤"，也被称为"次级创伤"或继发性创伤。

职业倦怠

历经 40 多年的实证研究，2019 年 5 月世界卫生组织正式通过的《国际疾病分类（第 11 版）》把"职业倦怠"正式列为一种职业现象。

1. 什么是职业倦怠？

● 情绪上感到心力交瘁。对工作和服务的对象难以投入热情，感到自己的情绪处于极度疲劳的状态。这是职业倦怠最显著的反应。

● 待人冷漠。对服务对象（如病人）有厌恶和负面情绪，缺少人道主义情怀，觉得病人受苦是自作自受。刻意与工作对象保持距离，对工作对象和工作环境冷漠忽视，对工作敷衍，行为怪僻等。

● 缺乏工作成就感。对自己的工作感受不到获得了相应的回报和成就感，对自己和工作感到不满和不快乐。倾向于消极地评价自己，并伴有工作能力体验和成就体验的下降，认为工作不但不能发挥自身才能，而且是日复一日枯燥无味的烦琐事物。

2. 导致职业倦怠的因素有以下四种。

● 工作因素。

工作量过大，工作时间过长。

● 自身个性。

完美主义，自我求全责备，"孤军奋战"的工作方式；为了解决工作上的问题，大量减少睡眠，不适当地过度投入；长期工作与生活失衡，把工作带回家中，回到家里还是不停地想着工作。因为不适当的过高自我期望而产生无力感，甚至绝望感，比如始终坚持"我是医生，我得治好患者"，但却又往往做不到。

● 工作环境。

不能适应工作单位的管理方式，感到工作单位有"不对称奖励"，即感到工作单位对医护人员工作量期望太高，而经济报酬和精神鼓励不足。

● 社会支持。

医护人员缺乏来自社会的支持，患者及其家属对医护人员的要求不断提高，以及医患关系愈益恶化。此外，缺乏家庭的理解和支持也是潜在的风险因素之一。

替代性创伤

虽然患者的创伤并没有发生在自己身上，但医护人员却感到自己仿佛经历了与患者相同的创伤，这就叫作替代性创伤。

正如研究同情疲劳的著名学者菲格利（Charles Figley）博士所说：

> 我们的天性中具有某种特殊的礼物或诅咒，那就是强烈的同情感，我们会因此感到痛苦。我们感受到关怀对象的感受，我们经历着他们的恐惧，我们梦想着他们的梦想，最后，我们丧失了乐观、幽默和希望的火花。我们疲惫不堪，我们没病，但我们已经不再是过去的自己。

同情满意与同情疲劳模型

根据菲格利博士的研究，医护人员整体职业生活质量不仅受同情疲劳影响，也受"同情满意"影响。同情满意与医护人员对自己职业的满意程度，以及从社会得到支持的程度等因素有关。在此基础上，他建立了"同情满意与同情疲劳模型"（如下图所示）。

根据这个模型，医护人员整体职业生活质量可以表现为以下四种不同状态。

1. 同情满意高，同情疲劳低。理想状态。

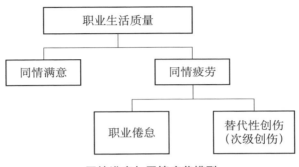

同情满意与同情疲劳模型

2. 同情满意高，同情疲劳高。互补抵消，对工作影响不大状态。

3. 同情满意低，同情疲劳低。互补抵消，对工作影响不大状态。

4. 同情满意低，同情疲劳高。不健康状态。

显然，第一种状态是最理想的，即医护人员的心理状态最佳，工作效率最高；第四种状态则是需要警惕的，即医护人员的心理状态和工作效率往往都是有问题的。

"同情疲劳"的负面影响

医护人员的身心健康及安全受到影响

1. 心理健康。受倦怠影响的医护人员往往会感到疲倦、不专心和易怒,容易出现不正常的情绪问题,甚至心理障碍,比如抑郁症,严重者还会有自杀倾向。

2. 生理健康。受倦怠影响的医护人员出现生理疾病的风险增加。

3. 安全问题。倦怠还容易使医护人员发生交通事故和自己受感染事故。

4. 部分医护人员还会滥用药物及酗酒。

工作和服务质量受到影响

1. 严重的同情疲劳使人思维封闭,记忆力下降,以及不负责任的风险增加,这会导致医疗事故风险的增加。

2. 同情疲劳会影响医护质量和患者的康复治疗。

3. 社会及患者对医护行业的满意度降低。

4. 医护人员的工作稳定性下降。

同情疲劳的应对策略

自我调整

1. 定期或及时做自我评估。建议使用"职业生活质量量表"

（ProQOL）给自己做评估。

2. 认知上，建立"共情心"。理解、尊重患者，但不能穿患者或家属的"鞋"，走他们的情感创伤之路，这容易造成"替代性创伤"。

3. 认识并了解自己的极限。在自己不能胜任时要及时转介。

4. 注意自我保护。尽可能给自己足够的时间睡眠和休整，以保证自己有足够的精力来做好自我防护。

5. 学习和使用简单的自我放松技巧，并将其用于工作及生活中，例如，锻炼身体、与朋友相聚、体育运动、听音乐、跳舞、艺术创造等。

6. 自学及参加职业训练，提高抗压能力。

7. 有空时做放松练习。比如在看病人之前洗手时，慢慢深呼吸，想一个心爱的人，背诵最喜欢的一行诗，或者想象你在自己最喜欢的一个地方，总之把注意力关注于当下的积极因素。

8. 有意识地提醒自己多看窗外。如果身在室外，花时间观察自然环境中的某些景物，全神贯注地注视它们一会儿。

9. 每当完成一项复杂的工作或解决一个棘手的问题后，给自己一点奖励。

10. 在每天的工作结束后，要从工作角色中走出来，不要把它带回家。

11. 激励自己去学习新的知识、技能，努力使自己保持积极的工作态度。

12. 练习反思写作或写日记/随笔。

13. 向自己信赖的亲友或同事倾诉自己的压力。倾诉是一种有效的减压方法。

14. 找一个自己喜欢的地方，在那里你可以放松休息。

15. 学习感恩。感恩是一种宝贵且有益的生活态度。

团队合作

1. 建立固定的同伴互助小组。同伴互助小组成员可以彼此提供帮助，对一些特殊案例也可展开讨论，并形成共识和做出决定，这也有助于自我增能。在同伴互助小组内成员彼此也可以互相倾诉自己的压力和互相支持。

2. 当遇到复杂问题，个人能力有限时，要借助团队力量，从其他专业人员那里得到帮助。

3. 与同事保持良好的沟通，通过相互了解，建立更融洽协调的同事关系。

测量同情疲劳的量表和方法可参考"哀伤疗愈家园"网站的评

估工具。

———— 关键语 ————

我们要有共情心和爱,医者爱人也要爱己,医护人员爱护好自己并用最佳状态为患者服务是一种真正的大爱。

"五阶段论"的问题在哪里？

美国心理学家伊丽莎白·库伯勒-罗丝在 1969 年出版的《论死亡和濒临死亡》一书中总结了癌症患者在不同阶段面对死亡的表现。该理论很快被引用到哀伤研究领域，被称为"五阶段论"。这个理论在哀伤研究与干预领域曾经风靡一时，但它后来被证明是有严重误导性的。

五阶段论中的"五个阶段"

第一阶段：否认。例如，当丧亲者第一次听到亲人逝去的消息时，第一反应往往是，"这不可能发生在我身上"。

第二阶段：愤怒。当丧亲者接受了丧失事件的真实性，便会进入愤怒阶段。愤怒的对象可能是导致死亡事件的有关人员，也可能是那个"不公平的苍天"。在这个阶段，会有无尽的责问："为什么是我？"

第三阶段：讨价还价阶段。这时人们会沉浸在各种各样的讨价还价的假设和"如果……"中。比如"如果我及时送孩子去医院看病"等。人们苦苦痴念，想象着让"如果"发生，结果就会不同。

第四阶段：沮丧抑郁。最终人们逐渐意识到，讨价还价是没用的，所有的"如果"并不可能发生，无论怎么想怎么做，现状都无法改变。这时，丧亲者就会进入沮丧和抑郁阶段。

第五阶段：接受。经历了沮丧抑郁阶段，人们就会接受现实，从哀伤的重压下一点点缓解并逐渐走出哀伤的阴影，开始建立起新的生活。

五阶段理论在风靡几十年后，遭到很多批评，后来库伯勒-罗丝对这个理论提出了一些修改并认为不是每个丧亲者都会经历这些阶段。

五阶段论的问题

30多年来哀伤研究突飞猛进，学者们对五阶段论及其他不同形式的阶段论进行了大量深入的量化研究和理论分析，终于揭示了阶段论在理论上和临床运用中的致命弊端。

1. 大量实证数据证明，多数丧亲者的哀伤过程并没有表现出五个阶段的特征。

2. 过于简单化和线性化。哀伤过程极为复杂，反反复复，并不是一个线性化的过程，如同列车过了一站就会进入下一站，直到终点。

3. 混淆情感和认知反应。

4. ICD－11 和 DSM-5 及其他大量研究显示，哀伤的主要特征是思念，不是愤怒。五阶段论忽略了很多重要的哀伤反应，仅列出了很有限的哀伤反应。

5. 忽略社会/文化因素。

6. 常见的哀伤反应有 20 多种，五阶段论只提及其中的 4 种。

7. 没有考虑二次伤害及次级刺激因子。

8. 虽然五阶段论后来被多次修改，但它依然忽略了近几十年哀伤研究的新成果，其核心依然是半个世纪前的老观点。

鲍尔比和帕克斯曾提出过"四阶段论"，后来还有不同学者提出过"六阶段论""七阶段论"和"八阶段论"。但那都是 10 多年前的理论。笔者尚未看到有学者自 2007 年以后在心理学专业学术期刊上撰文支持任何"阶段论"。2017 年玛格丽特·施特勒贝博士与几位著名哀伤学者在《给健康工作者的提示：阶段论在误导哀伤者》一文中对阶段论做了详细的分析，并得出结论：阶段论对哀伤临床治疗是有害的。著名哀伤学者罗伯特·内米耶尔（Robert Neimeyer）

博士说，为什么人类会在那么长时间使用这个错误理论，主要是因为人类有一种希望掌控的欲望。

如果丧亲者发现自己的哀伤反应与阶段论说的完全不同，请不要担心。不对劲的不是您，而是那个陈旧且误导人的"阶段论"。

———— **关键语** ————

人们往往更容易被假象所误导，因为它比追求真理来得更容易。请让阶段论止步，让科学心理学指导哀伤辅导。

附录一

哀伤词汇简释

丧失（loss）：包括两种，（1）"象征性丧失"（symbolic loss），即失恋、家庭解体、失业等。（2）丧亲丧失，即失去亲人，详见下。

丧亲（bereavement）：指失去挚爱亲人。

哀伤（grief）：指丧亲者在丧失挚爱亲人后的反应和过程，它会影响到丧亲者的情感、认知、社交、生理健康等多个方面。

哀悼（mourning）：指丧亲者用不同方式来怀念和纪念逝者。

急性哀伤（acute grief）：通常发生在丧失事件的初期，丧亲者会有剧烈的痛苦哀伤反应。

创伤性哀伤（traumatic grief）：通常发生在突然丧亲、灾难中丧亲、丧失子女、儿童丧失父母、自杀、被谋杀等之后。创伤性哀伤容易出现创伤后应激障碍（PTSD）、延长哀伤障碍及抑郁症。

正常哀伤（normal grief）：丧亲者从急性哀伤经过适应过渡到整合性哀伤的一个过程。

病理性哀伤（pathological grief）：多指剧痛性的急性哀伤长期不能得到缓解，并出现生理、生活、社交、工作能力等损伤。

复杂性哀伤（complicated grief）：意思与病理性哀伤类似。曾经广为使用，现在逐渐减少。

整合性哀伤（integrated grief）：把哀伤整合进自己的生活中，能够接受现实，安置好逝者在自己心中的位置，并建立起新的生命意义。

预期性哀伤（anticipatory grief）：包括两层含义：（1）预期亲人即将离世的哀伤；（2）濒临死亡者对自己即将死亡的哀伤。

象征性哀伤（symbolic grief）：它对应"象征性丧失"，也被ICD-11命名为"适应障碍"（adjustment disorder），适用于非丧亲哀伤，如失恋、失去工作、失去宠物等。

延长哀伤障碍（prolonged grief disorder，PGD）：世界卫生组织在2019年正式通过的《国际疾病分类（第11版）》（ICD-11）为"病理性哀伤"的命名，也是当前最为广泛使用的术语。

持续性复杂丧亲障碍（persistent complex bereavement related disorder，PCBD）：美国精神医学学会于2013发布《精神疾病诊断与统计手册-V》（Diagnostic and Statistical Manual of Mental Disorders-V），简称DSM-5。这是该手册对"病理性哀伤"的命名。

附录二

哀伤研究回顾

通过对哀伤研究的回顾，我们可以得到很多启示，可以对哀伤理论与干预有更好的认识，这有助于避免国外曾经走过的很多弯路。通过这些年对哀伤文献的学习，作者把哀伤研究的历史沿革划分为四个时期。在此，将把每个时期作者认为特别重要的代表人物和他们的思想及具有重要意义的事件予以简单介绍。

1917 年—20 世纪 60 年代末

弗洛伊德在 1917 年发表了一篇文章《哀伤与抑郁》，提出哀伤和抑郁症是不同的，哀伤是失去亲人后的一种正常反应，它通常也会自然痊愈。他提出了"哀伤工作"理论，并认为丧亲者必须完成最后一项工作，也就是和逝者在精神上和情感上"切割"开，于是丧亲者"就能够重新变得自由和不受约束"，就可以重新建立新的生活。虽然弗洛伊德"哀伤工作"理论中有一些很有价值的内容，但这个"切割"理论却误导了哀伤研究与干预很多年。

爱瑞克·林德曼（Erich Lindemann）在 1944 年完成了对发生于 1942 年波士顿"椰树林酒吧"火灾的跟踪调查。那次火灾烧死了 492 人，他对 110 个家属进行跟踪研究，得出了和弗洛伊德关于自然痊愈理论不同的结果。他的主要观点可以归纳如下：

1. 急性哀伤可能导致病理性哀伤，病理性哀伤虽然跟抑郁症不同，但它可能引发抑郁症和自杀。

2. 通过专业干预，急性哀伤可以转变为正常哀伤。

3. 他支持弗洛伊德的"切割"理论。

约翰·鲍尔比从 1958 年至 1980 年出版了 3 部重要著作，心理学界称其为"鲍尔比三部曲"。他的研究核心课题是：人为什么会哀伤？他从婴儿和母亲的依恋关系开始研究。他的主要观点可以归结如下：

1. 婴儿和母亲的依恋关系是建基于安全感的需要，是生存本能的需要，所以婴儿跟母亲会有一种天然的依恋关系。

2. 若婴儿和母亲短暂分开，就会出现焦虑。

3. 若婴儿和母亲永久分离，就会出现哀伤。

4. 依恋对象死亡的哀伤是双向性的，婴儿和母亲都会哀伤。

5. 他也支持弗洛伊德的"切割"理论。

但鲍尔比的贡献依然是杰出的，他后来被评为 20 世纪 100 位最著名的心理学家之一。

20 世纪 60 年代末—80 年代末

伊丽莎白·库伯勒-罗丝于 1969 年提出了五阶段论。她和学生曾经在癌症中心做过 100 多个质性访谈，提出癌症病人在死亡之前会经历五个阶段：

1. 拒绝。拒绝接受得病了。

2. 愤怒。"为什么老天爷对我不公平？"

3. 讨价还价。"老天爷啊，我做点好事，你能不能让我病灾免除？"

4. 沮丧抑郁。痛苦不绝。

5. 接受。"我就认了吧。"

1969 年，她出版了一本书《论死亡和濒临死亡》，这本书原来是讨论濒死和临终相关问题的。但是书中的这个理论一出现，人们就把它全部照搬到哀伤问题处理上。她红极一时，在世界各地为 125 000 名学员做过培训，她的文献在谷歌的学术网站上被引用了 11 000 次以上，1999 年《时代杂志》把她评为 100 位最伟大的思想家之一，她还被列入美国的女性名人堂。

但随着相关研究的不断深入，五阶段论的热潮慢慢衰落了下去。

大量实证研究显示该理论不仅不能得到数据支持，反而在理论上和临床应用中有很大的局限性和误导性。

菲利斯·西尔弗曼博士在 1968 年的一项研究中帮助失去配偶的妻子组成"同质互助"小组，她的研究显示这个方法对哀伤疗愈效果特别好。她在 1969 年正式发表了关于"同质互助"的论文。这个方法后来得到了广泛的应用。对其应用影响特别大的是美国的民间慈善组织"善爱之友"，它有 4 000 多名志愿者，其中多数为丧亲者，仅在 2017 年它就为 100 多万失去子女的父母提供了心理关怀，并取得很好的效果。在过去的几十年，"同质互助"理论和方法是美国哀伤咨询师标准教材的重要内容，并因为它易于获得而被称为丧亲者的"第一道防线"，此外，很多时候它对丧亲者的帮助往往比咨询师的干预更有效。

威廉·沃登博士在 1982 年出版了世界上第一本哀伤辅导教科书——《哀伤咨询与治疗》。在该书中他提出了丧亲者的哀伤疗愈过程有四项任务，也被称为"四任务论"：

1. 接受丧亲现实。

2. 处理哀伤之痛。

3. 适应变化了的世界。

4. 切断与逝者的联结，建立新关系（沃登在 1982 年还是弗洛伊德"切割"理论的支持者）。

20 世纪 90 年代—21 世纪初

霍莉·普瑞哥森于 1995 年提出复杂性哀伤（CG）的定义并开发了复杂性哀伤量表（ICG），通过 ICG 量表可以评估哀伤属于正常的还是病理性的，如果是病理性的则应当给予治疗。她那清晰明确的质化及量化分析法，为后来哀伤研究和临床治疗的发展奠定了重要的基础。在复杂性哀伤量表（ICG）的基础上，普瑞哥森博士后来还开发了其他的哀伤量表，其中较常用的一个详见附录三。

丹尼斯·克拉斯等学者于 1996 年提出了"持续性联结"理论。该理论是哀伤研究史上的一次伟大革命。它从根本上挑战了弗洛伊德关于生者需要和逝者切断联结的哀伤理论。该理论认为生者和逝者保持持续性联结是正常的，健康的联结方法将有助于生者重新安置逝者在自己心中的位置，并适应逝者已逝的生活。这个理论也改变了沃登博士的观点，在其 2002 年《哀伤咨询与治疗》（第 3 版）中，沃登博士把第四个任务修改为"在生活中安置好逝者在自己心中的位置"。

罗伯特·内米耶尔于 1998 年提出了"建构主义"的意义重建理论。该理论认为，人的生命意义与生活经历有关。人对生命意义的理解来自人的经历，经历由很多"宏观故事"及"微观故事"组成。丧失亲人的巨大创伤容易使人在过去的经历和未来的经历之间形成一个"断层"。通过大量临床治疗发现，丧亲者如果无法从丧失事件的经历中梳理出其意义，并把这段经历与整体生活经历合理地联结起来，就很容易罹患延长哀伤障碍。意义重建理论体系注重于"理解丧失"（sense making）、"寻找益处"（benefit finding）及"身份认知"（identity）。哀伤者需要对丧亲经历加以适当的梳理，从中看到积极的意义，并重新定位自己的身份。在方法上，该体系十分注重叙事治疗（narrative therapy），比如在对死亡事件的叙述中，该理论提出三种角度的叙事法：（1）以旁观者角度来客观地描述发生了什么，为什么会发生；（2）从丧亲者角度来描述自己的感受；（3）依然从丧亲者角度说出丧亲事件对自己生活及未来的影响。该理论还融合了近代哀伤理论和干预的其他方法。该理论认为，如果丧亲者在意义重建的过程中无法得到积极的结果，则容易罹患延长哀伤障碍。

鲍尔·王（Paul Wong）于 1998 年提出了"意义中心咨询"（center meaning counseling，CMC）的理论和方法，他的理论基于著名奥地利学者弗兰克尔的"意义疗法"。"意义疗法"创始人弗兰克尔认为，人活着总会去追寻生命的意义，即使在最艰难并无法改变的环境下，人还有选择用什么态度去面对苦难的自由。哀伤学界一般并不认为"意义疗法"是一种哀伤疗愈体系，而认为它为哀伤疗愈提供了一种引导性的提示。在过去二十多年的哀伤研究中，它也被应用到"意义中心心理治疗"（meaning centered psychotherapy，MCP）中。它注重启发来访者对生命意义源的寻找，从而建立在丧亲打击后对生命意义的新认知。

玛格丽特·施特勒贝和**罕克．斯肖特**（Henk Schut）于1999年提出双程论模型。

"双程论"模型包括三个关键要素：（1）丧亲者对于丧失导向因素的应对；（2）丧亲者对于恢复导向因素的应对；（3）在这两种导向间的振荡或叫"摆动"。丧失导向与丧亲事件本身直接相关，它密切围绕着丧失事件，故被称为"丧失导向"。丧失导向的因素包括如何处理与丧亲相关的事情和问题，如怎么应对不同的哀伤反应。但人们并不是生活在真空中，无论多么悲伤，还是摆脱不了现实。现实生活会把人从丧失导向的"世界"中"拉"出来，去面对外部世界和当前及未来日常生活的种种压力和挑战，也就是会进入"恢复导向"的世界中。恢复导向注重眼下和未来生活的变化与挑战，比如如何建立新的身份认知，如何适应新的生活状态等。"振荡"是指丧亲者在丧失导向和恢复导向两者间往返交替的"摆动"。比如失独父母会从"丧失导向"中的"遭受灾难的为什么会是我？"摆动到"恢复导向"中的"以后我该怎么生活？"。在这两种导向中来回摆动并相应地采用适当的应对方式可以有助于丧亲者缓解哀伤，并降低罹患延长哀伤障碍的风险。如果丧亲者长久地陷于某一个导向中，或不能处理好两种导向中的某个或若干个压力因素，就很有可能引发延长哀伤障碍。（如下图所示）作者认为双程论的最大长处包括这几个方面：该理论具有严谨的系统性和使用的灵活性，通俗易懂，可以把不同的哀伤疗愈方法及不同文化的精华融于其中，相对于其他成熟的哀伤疗愈方法，双程论更容易被应用于群体性的哀伤疗愈辅导，也就是能以较少的资源让更多的丧亲者受益。

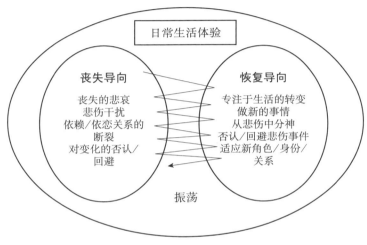

双程论模型示意图

21 世纪初至今

　　认知行为疗法（CBT）早已被广泛应用于心理治疗，同时也被越来越多的学者用来做哀伤咨询和治疗。在丧失亲人的巨大打击下，丧亲者往往会出现很多不客观、不正确的认知，在错误认知的影响下，会出现不健康的情绪和行为。后者往往又会反过来影响认知。在一系列不合理、不健康的认知、情绪和行为的交互影响下，丧亲者很容易深陷在丧失的痛苦中而无法自拔。CBT 则是通过帮助丧亲者建立正确的认知，进而调整行为，以应对丧亲之痛。

玛格丽特·希尔博士的哥伦比亚大学团队于 2005 年开发了"复杂哀伤治疗"程序。其具体过程可简述如下：

1. 了解来访者，用 ICD-11 诊断。

2. 科普哀伤知识。

3. 倾听影响适应哀伤的障碍是什么（信念、情绪、行为问题）。

4. 解决情绪问题：接受哀伤、联结回忆、思考未来、与提醒物共存、强化关系、谈论死亡故事（哀伤检测日记是关键工具，找出什么时候最痛苦，什么时候放松）。

5. 思考未来：引导自主感（自我认可）、胜任感（能干得了）、归属感（对别人是重要的），一步步建立可行的新目标，并设立一个愿望。

在强化关系方面主要是邀请亲友参加，与社会团体接触，来帮助处理与逝者的关系。

讲述死亡故事主要是讲述故事，反思故事，放置一边（走出故事），接受现实（从不能想到能想）。讲述故事需要注意来访者的痛苦感变化（边谈边问，可随时停止）。2015 年希尔博士团队提供的统计数据显示，该方法对延长哀伤障碍患者的治愈率高达 71%。而那些未能被治愈的患者通常是在治疗中途因各种原因放弃了治疗。该方法已被编入《复杂性哀伤治疗手册》。目前该方法比较适用于一对一的哀伤治疗。虽然也有学者尝试过用该法作团体治疗且显示效果良好，但其样本太小（不到 20 人）。时至今日，已有文献中极少见到把该法作为团体治疗的尝试。

DSM‐5。2013 年美国精神医学学会发行了《精神疾病诊断与统计手册（第五版）》（DSM‐5）。该手册虽然没有把哀伤障碍作为一个独立的疾病分类，但把哀伤障碍从抑郁症中分离出来，而且在附录里做了详尽解释。这是哀伤研究发展的一个重要的里程碑。

ICD‐11。世界卫生组织于 2018 年 6 月在《国际疾病分类（第 11 版）》（ICD‐11）中，明确地把病理性哀伤命名为"延长哀伤障碍"，并把它定为一种独立的疾病分类。这是一百多年来人类对哀伤研究与干预的一个划时代的成果。

附录三

哀伤评估量表

复杂性哀伤量表（ICG-19）

请您根据自己的实际情况，选择目前与您最相符的描述，并在相应的选项上打"√"。

	从不	很少	有时	经常	总是
1. 我常想起他/她，这让我难以进行平常所做的事情	1	2	3	4	5
2. 关于他/她的回忆让我心烦意乱	1	2	3	4	5
3. 我觉得自己难以接受他/她的离世	1	2	3	4	5
4. 我渴望见到并怀念他/她	1	2	3	4	5
5. 我对与他/她有关的地方和事情感到格外亲切	1	2	3	4	5
6. 我不由自主地对他/她的离世感到愤怒	1	2	3	4	5
7. 我不相信他/她已经离世	1	2	3	4	5
8. 我对他/她的离世感到惊讶、茫然和震惊	1	2	3	4	5
9. 自从他/她离世后，我就难以信任他人了	1	2	3	4	5

续表

	从不	很少	有时	经常	总是
10. 自从他/她离世后，我觉得自己失去了关心他人的能力，或疏远了在意的人	1	2	3	4	5
11. 在我身体的同一部位体验到了与他/她相似的疼痛和症状；或我觉得自己出现了一些和他/她相同的行为和特征	1	2	3	4	5
12. 我会回避一些与他/她有关的提示线索	1	2	3	4	5
13. 我觉得没有他/她的生活是空虚且毫无意义的	1	2	3	4	5
14. 我听到他/她对我说话的声音	1	2	3	4	5
15. 我看到他/她站在我跟前	1	2	3	4	5
16. 我觉得他/她离世了而自己还活着，这是不公平的	1	2	3	4	5
17. 我对他/她的离世感到痛苦	1	2	3	4	5
18. 我嫉妒那些没有失去挚爱的人	1	2	3	4	5
19. 自从他/她离世后，我觉得自己很孤单	1	2	3	4	5

计分方式：1—5 计分，加总分，49 分为临界分；大于等于 49 分为复杂性哀伤反应。

注：

1. 以上量表是对延长哀伤障碍诊断的辅助工具。正式的诊断需要专业医师的临床诊断。

2. 此量表中文版由北京师范大学临床心理实验室提供。

3. 此量表是近代哀伤研究中被使用得最为普遍的几个主要测量工具之一。

4. 我国学者研究显示，此量表中文版具有良好的信效度。

5. 此量表在本书的翻印得到了量表英文原版开发者和版权所有者普瑞哥森博士的许可。未经许可，不得用于有任何商业用途的复制和翻印。

附录四

推荐书籍、网站及公众号

王建平，刘新宪（2019）.哀伤理论与实务：丧子家庭心理疗愈.北京：北京师范大学出版社.

佩金帕（2020）.浴火重生：一位丧子母亲哀伤疗愈的心路历程.北京：北京师范大学出版社.

内米耶尔（2016）.哀伤治疗：陪伴丧亲者走过幽谷之路.北京：机械工业出版社.

网站：哀伤疗愈家园（www.aishang61.com）.

公众号：哀伤疗愈之家、临床与咨询心理实验室、福寿园人文、生生网（手机版）、北京尚善公益基金会.

参考文献

中文参考文献

陈艺华，叶一舵，黄凤南，刘富强，张振瑞，崔丽华（2016）. 失独父母生命意义的重塑——基于量化调查与扎根理论的研究 . *中国特殊教育*，9（195）：72 - 77.

勒洛尔，安德烈（2015）. *我们与生俱来的七情*. 北京：生活·读书·新知三联书店 .

何丽，王建平（2017）. 失独者宗教应对的质性研究 . *中国临床心理学杂志*，25（5）：970 - 975.

何丽，王建平，尉玮，谢秋媛，唐苏勤（2013）. 301 名丧亲者哀伤反应及其影响因素 . *中国临床心理学杂志*，21（6）：932 - 936.

王建平，刘新宪（2019）. *哀伤理论与实务：丧子家庭心理疗愈*. 北京：北京师范大学出版社 .

谢秋媛，王建平，何丽，尉玮，唐苏勤，徐慰（2014）. 延长哀伤障碍是独立的诊断吗？——和创伤后应激障碍、抑郁、焦虑的关系.

中国临床心理学杂志，22（3）：442 - 446.

郑怡然，柳葳，石林（2016）. 丧葬仪式对丧亲者哀伤反应的影响.
中国临床心理学杂志，24（4）：695 - 701.

英文参考文献

American Psychiatric Association（2013）. *Diagnostic and statistical manual of mental disorders*（*DSM-5*）. Washington：APA.

Assareh, A. A. , Sharpley, C. F. , McFarlane, J. R. , & Sachdev, P. S.（2015）. Biological determinants of depression following bereavement. *Neuroscience & Biobehavioral Reviews*, 49, 171 - 181.

Boelen, P. A. , de Keijser, J. , van den Hout, M. A. , & van den Bout, J.（2007）. Treatment of complicated grief：A comparison between cognitive-behavioral therapy and supportive counseling. *Journal of Consulting and Clinical Psychology*, 75（2）, 277 - 284.

Boelen, P. A. , & Lensvelt-Mulders, L. M.（2005）. Psychometric properties of the grief cognitions questionnaire（GCQ）. *Journal of Psychopathology and Behavioral Assessment*, 27, 291 - 303.

Boelen, P. A. , Van Den Hout, M. A. , & Van Den Bout, J.（2006）. A cognitive behavioral conceptualization of complicated grief. *Clinical Psychology：Science and Practice*, 13（2）, 109 - 128.

Bowlby, J.（1958）. The nature of the child's tie to his mother. *International Journal of Psychoanalysis*, 39, 350 - 373.

Burnett, P. , Middleton, W. , Raphael, B. , & Martinek, N.（1997）.

Measuring core bereavement phenomena. *Psychological Medicine*, 27 (1), 49 – 57.

Claire Bidwell Smith. (2018). *Anxiety: The missing stage of grief: A revolutionary approach to understanding and healing the impact of loss*. New York: Hachette Books.

Chow, A. Y. M. (2015). Integrating research into bereavement interventions. In G. Christ, C. Messner, & L. Behar (Eds). *Handbook of oncology social work: Psychosocial care of the patient with cancer* (pp. 571 – 578). New York: Oxford University Press.

Doering, B. K. , Barke, A. , Friehs, T. , & Eisma, M. C. (2018). Assessment of grief-related rumination: Validation of the German version of the Utrecht Grief Rumination Scale (UGRS). *BMC Psychiatry*, 18 (1), 43.

Doka, K. J. (Ed). (2000). *Living with grief: Children, adolescents, and loss*. New York: Routledge.

Fiore, J. (2019). A systematic review of the dual process model of coping with bereavement (1999 – 2016). *Journal of Death and Dying*, 12 (2), 1 – 45.

Gamino, L. A. , Easterling, L. W. , Stirman, L. S. , & Sewell, K. W. (2000). Grief adjustment as influenced by funeral participation and occurrence of adverse funeral events. *OMEGA-Journal of Death and Dying*, 41 (2), 79 – 92.

Holland, J. M. , & Neimeyer, R. (2010). An examination of stage theory of grief among individuals bereaved by natural and violent causes: A meaning-oriented contribution. *OMEGA* (*Westport*), 61 (2), 103 – 120.

Keesee, N. J. , Currier, J. M. , & Neimeyer, R. A. (2008). Predictors of grief following the death of one's child: The contribution of finding meaning. *Journal of Clinical Psychology*, 64 (10), 1145 – 1163.

Keyes, K. M. , Pratt, C. , Galea, S. , McLaughlin, K. A. , Koenen, K. C. , & Shear, M. K. (2014). The burden of loss: Unexpected death of a loved one and psychiatric disorders across the life course in a national study. *American Journal of Psychiatry*, 171 (8), 864 – 871.

Klass, D. , Silverman, P. R. , & Nickman, S. (1996). *Continuing bonds: New understandings of grief*. New York: Taylor & Francis.

Knight, C. , & Gitterman, A. J. S. W. (2014). Group work with bereaved individuals: The power of mutual aid. *Social Work*, 59 (1), 5 – 12.

Kübler-Ross, E. , & Kessler, D. (2005). *On grief and grieving: Finding the meaning of grief through the five stages of loss*. New York: Simon & Schuster.

LaChance, L. R. , & Dramsey, D. (2018). Antidepressant foods: An evidence-based nutrient profiling system for depression. *World Journal of Psychiatry*, 8 (3), 97 – 104.

Michei, G. , Kavan, E. , & Barone, J. (2014). Grief and major depression: Controversy over changes in DSM-5 diagnostic criteria? *American Family Physician*, 90 (10), 690 – 694.

Meurer, W. J. , & Lewis, R. J. (2015). Cluster randomized trials: Evaluating treatments applied to groups. *JAMA*, 313, 2068 – 2069.

Morin, C. M. , Bootzin, R. R. , Buysse, D. J. , Edinger, J. D. , Espie, C. A. , & Lichstein, K. L. (2006). Psychological and behavioral treatment of insomnia: Update of the recent evidence (1998 – 2004). *Sleep*, 29 (11), 1398 – 414.

Neimeyer, R. A. (2001). *Meaning? Reconstruction and the experience of loss*. Washington, DC: American Psychological Association.

Neimeyer, R. A. , & Currier, J. M. (2009). Grief therapy: Evidence of efficacy and emerging directions. *Current Directions in Psychological Science*, 18, 352 – 356.

Neimeyer, R. (2012). The (half) truth about grief. *Illness, Crisis & Loss*, 20 (4), 389 – 395.

Parkes, C. M. (2011) . Bereavement following disaster. In M. S. Stroebe, W. Stroebe, & R. O. *Hansan (Eds.), Handbook of bereavement research and practice: Advances in theory and intervention* (pp. 463 – 510). Washington, DC: American Psychology Association.

Prigerson, H. G. , Horowitz, M. J. , Jacobs, S. C. , Parkes, C. M. , Aslan, M. , &. Goodkin, K. , et al. (2009). Correction: Prolonged grief disorder: Psychometric validation of criteria proposed for DSM-V and ICD-11. *Plos Medicine*, 6 (8).

Prigerson, H. G. , Maciejewski, P. K. , Reynolds, C. F. , Bierhals, A. J. , Newsom, J. T. , Fasiczka, A. , ⋯ &. Miller, M. (1995). The inventory of complicated grief: A scale to measure maladaptive symptoms of loss. *Psychiatry Research*, 59 (1 - 2), 65 - 79.

Prigerson, H. G. , Vanderwerker, L. C. , &. Maciejewski, P. K. (2008). A case for inclusion of prolonged grief disorder in DSM-V. PsycINFO Database Record (c) APA.

Rubin, S. S. , &. Malkinson, R. (2001). Parental response to child loss across the life cycle: Clinical and research perspectives. . In M. S. Stroebe, R. O. Hansson, W. Stroebe, &. H. Schut (Eds.), *Handbook of bereavement research : Consequences, coping, and care* (pp. 219 - 240). New York: American Psychological Association.

Shear, M. K. (2015). *Complicated grief treatment*. New York: Columbia Center for Complicated Grief.

Shear, M. K. (2016). Grief is a form of love. In R. A. Niemeyer (Eds.), *Techniques of grief therapy assessment and intervention*. New York: Routledge.

194 哀伤疗愈

Shear, M. K. , Ghesquiere, A. , & Glickman, K. (2013). Bereavement and complicated grief. *Current Psychiatry Reports Abbreviation*, 15 (11), 406.

Shear, M. K. (2016). Grief is a form of love. In R. A. Niemeyer (Eds.), *Techniques of grief therapy assessment and intervention* (pp. 14 - 18). New York, Routledge.

Silverman, P. R. (2004). *Widow to widow: How the bereaved help one another*. 2nd Edition. New York: Routledge.

Stroebe, M. , & Schut, H. (2015). Family matters in bereavement: Toward an integrative intra-interpersonal coping model. *Perspectives on Psychological Science*, 10 (6), 873 - 879.

Stroebe, M. , Schut, H. & Boerner, K. (2017). Cautioning healthcare professionals: Bereaved persons are misguided through the stages of grief. *OMEGA-Journal of Death and Dying*, 74 (4), 455 - 473.

Stroebe, M. , & Schut, H. (2001). Grief and cognitive-behavior therapy: The reconstruction of meaning. In M. S. Stroebe, R. O. Hansson, W. E. Stroebe, & H. E. Schut (Eds.), *Handbook of bereavement research: Consequences, coping, and care* (pp. 647 - 669). Washington DC: American Psychological Association.

Stroebe, M. , & Schut, H. (2001). Models of coping with bereavement: A review. In M. Stroebe, R. Hansson, W. Stroebe & H.

Schut (Eds.), *Handbook of bereavement research : Consequences, coping, and care* (pp. 375 – 403). Washington, DC: American Psychological Association.

Stroebe, M. , & Schut, H. (2010). The dual process model of coping with bereavement: A decade on. *OMEGA-Journal of Death and Dying*, 61 (4), 273 – 289.

Stroebe, M. , & Schut, H. (2001). Risk factors in bereavement outcome: A methodological and empirical review. In M. S. Stroebe, R. O. Hansson, W. E. Stroebe, & H. E. Schut (Eds.), *Handbook of bereavement research : Consequences, coping, and care* (pp. 349 – 371). Washington DC: American Psychological Association.

Talbot, K. (2002). *What forever means after the death of a child : Transcending the trauma , living with the loss.* New York: Routledge.

Martin, T. , & Doka, K. (2000). *Men don't cry , women do : Transcending gender stereotypes of grief.* Philadelphia: Brunner/Mazel.

Wagner, B. , & Maercker, A. (2007). A 1.5 year follow up of an internet? Based intervention for complicated grief. *Journal of Traumatic Stress : Official Publication of The International Society for Traumatic Stress Studies*, 20 (4), 625 – 629.

World Health Organization (2018). *International statistical classification of diseases and related health problems , 11th Revision (ICD-11).*

Geneva: World Health Organization.

Wong, P. T. P. (1998). *The human quest for meaning: A handbook of psychological research and clinical applications.* London: Lawrence Erlbaum Associates.

Worden, J. W. (2018). *Grief counseling and grief therapy: A handbook for the mental health practitioner.* New York: Springer.

Worden, J. W. (1996). *Children and grief.* New York: Guilford Press.

图书在版编目（CIP）数据

哀伤疗愈/（美）刘新宪著 . -- 北京：中国人民大学出版社，2021.1
ISBN 978-7-300-28729-4

Ⅰ.①哀… Ⅱ.①刘… Ⅲ.①精神疗法 Ⅳ.①R749.055

中国版本图书馆 CIP 数据核字（2020）第 216412 号

哀伤疗愈

〔美〕刘新宪 著

Aishang Liaoyu

出版发行	中国人民大学出版社				
社　　址	北京中关村大街 31 号		**邮政编码**	100080	
电　　话	010 - 62511242（总编室）		010 - 62511770（质管部）		
	010 - 82501766（邮购部）		010 - 62514148（门市部）		
	010 - 62515195（发行公司）		010 - 62515275（盗版举报）		
网　　址	http://www.crup.com.cn				
经　　销	新华书店				
印　　刷	北京昌联印刷有限公司				
规　　格	148 mm×200 mm　32 开本		**版　　次**	2021 年 1 月第 1 版	
印　　张	6.5 插页 2		**印　　次**	2024 年 6 月第 5 次印刷	
字　　数	128 000		**定　　价**	38.00 元	

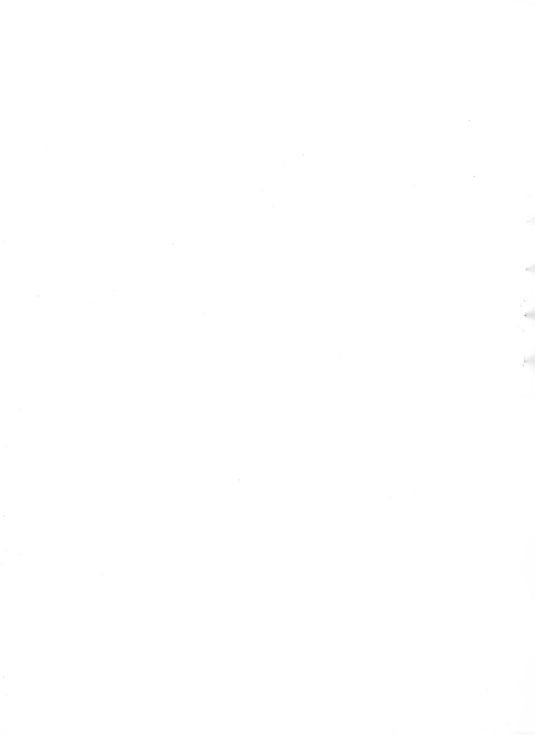